ナースのための管理指標
MaIN 2

Management Index for Nurses Ver. 2.1

監修
井部俊子
聖路加看護大学名誉教授

編著
MaIN 研究会

医学書院

【執筆担当】
太田　加世　（2.1, 2.2, 2.3, 3 担当）
大串　正樹　（1, 2.4, 3 担当）
北浦　暁子　（3 担当）
奥　　裕美　（3, MaIN Ver.2.1 担当）

【編　著】
MaIN 研究会
太田　加世　　C-FEN 代表
大串　正樹　　衆議院議員
北浦　暁子　　NKN 代表兼エグゼクティブディレクター／
　　　　　　　西武文理大学 看護学部 客員教授
奥　　裕美　　聖路加国際大学 教授
石崎　民子　　町田市民病院
笠松　由佳　　虎の門病院 管理看護師長
佐々木 菜名代　浜松医科大学医学部附属病院 看護部長
髙井　今日子　聖路加国際病院 副看護部長
中村　綾子　　昭和大学病院 看護部次長
平山　恵子　　前日本赤十字看護大学 助手
松永　佳子　　東京慈恵会医科大学 医学部看護学科 教授
柳井　晴夫　　元聖路加看護大学 教授
渡邊　千登世　神奈川県立保健福祉大学 保健福祉学部 准教授

ナースのための管理指標 MaIN

発　行　2007 年 8 月 1 日　第 1 版第 1 刷
　　　　2009 年 3 月 1 日　第 1 版第 5 刷
　　　　2010 年 8 月 1 日　第 2 版第 1 刷 ©
　　　　2023 年 11 月 15 日　第 2 版第 8 刷

監　修　井部　俊子（いべ　としこ）
発行者　株式会社　医学書院
　　　　代表取締役　金原　俊
　　　　〒113-8719　東京都文京区本郷 1-28-23
　　　　電話　03-3817-5600（社内案内）

印刷・製本　山口北州印刷

本書の複製権・翻訳権・上映権・譲渡権・貸与権・公衆送信権（送信可能化権を含む）は株式会社医学書院が保有します．

ISBN978-4-260-01102-0

本書を無断で複製する行為（複写，スキャン，デジタルデータ化など）は，「私的使用のための複製」など著作権法上の限られた例外を除き禁じられています．大学，病院，診療所，企業などにおいて，業務上使用する目的（診療，研究活動を含む）で上記の行為を行うことは，その使用範囲が内部的であっても，私的使用には該当せず，違法です．また私的使用に該当する場合であっても，代行業者等の第三者に依頼して上記の行為を行うことは違法となります．

JCOPY 〈出版者著作権管理機構　委託出版物〉
本書の無断複製は著作権法上での例外を除き禁じられています．複製される場合は，そのつど事前に，出版者著作権管理機構（電話 03-5244-5088，FAX 03-5244-5089，info@jcopy.or.jp）の許諾を得てください．

改訂版によせて──第2版の序

『ナースのための管理指標 MaIN』は出版されて以来，多くの看護管理者にご活用いただいており，その利便性や有効性についてさまざまなところで注目していただくようになりました。さらに，利用者の方々からご意見やご要望が寄せられ，MaIN の効果についてもお伺いする機会が増えています。初版の「はじめに」の中でも述べているように，当初から MaIN を読者とともに育てていきたいと考えていましたので，このような多くの反響をいただけたことは望外の喜びとなりました。

こうした看護管理者の方々のご意見等を反映させるとともに，新たにサービスマネジメントの視点を取り入れるために，『ナースのための管理指標 MaIN』改訂に向けたプロジェクトがスタートしました。

近年，医療や看護をとりまく社会状況は大きく変化し，看護管理も時代に即して修正することが必要とされています。特に，医療・看護サービスは患者との協働作業によって生まれるものであり，サービスマネジメントを基本とする実践が重視されるようになってきました。そこで，MaIN にサービスマネジメントの要素を含めることによって，より実際的な看護サービスの議論を可能にしようと考えました。具体的な検討は，平成19～21年度，科学研究費補助金を得て「サービスマネジメントをフレームワークとした看護管理学の体系化に関する研究(研究代表者：井部俊子)」の一環として行いました。

多くの方々のご協力の結果，皆さまが手にしている『ナースのための管理指標 MaIN 2(以下，MaIN 2)』が完成しました。MaIN 2 には6つのカテゴリすべてについてサービスマネジメントに関する要素を盛り込んでいます。これを自己評価指標として活用することによって，皆さまの看護管理実践のなかに，自然にサービスマネジメントの視点が取り入れられるようになります。

その他の改訂のポイントとしては，〈動機づけ〉のカテゴリをより実践に近いものへと改善しました。また初版では〈安全〉とされていた第6のカテゴリを，本来のマネジメントの成果である〈ア

ウトカム〉として再編しました。これはさまざまなアウトカム指標が一般的にも普及してきたことによるもので，MaIN はこれによって本来のあるべき姿にもどったことになります。

　そのほか，利用者の皆さまからのご意見を反映させつつ，設問や解説を大幅に見直し，わかりやすい表現へと MaIN を進化させることを心がけました。

　最後に，MaIN に関する要望や意見をお聞かせいただいた，すべての看護管理者の皆さま，研究の過程でご協力いただいたすべての皆さまにこの場を借りて感謝申し上げます。
　MaIN 2 をこれまでの MaIN と同様に活用いただければこれほどうれしいことはありません。

　2010 年 6 月

MaIN 研究会を代表して
太　田　加　世

はじめに——初版の序

　わが国では，老人病院，老人保健施設，特別養護老人ホームなどの長期ケア施設において，患者・入居者のケアプランを策定するためのツールとしてMDS(Minimum Data Set)やRAPs(Resident Assessment Protocols)が普及している。こうした標準化されたデータ群は，アセスメント指標となりケアプランを導き，客観的な評価を可能にするものである。

　筆者は，MDSは看護実践や看護管理においても有用であると考え続けてきた。筆者の看護管理におけるミニマムデータセット(MDS)への関心は，今から10年以上前にさかのぼる。当時，看護管理者として勤務していた私は，1995年1月から1年間に発生した転倒・転落事故について，ある研究会で発表する機会があった。

>　転倒が85件,転落が33件であり,転倒の発生場所は病室内が67件,トイレ10件，バスルーム42件であった。年齢別では，70-79歳が44人，80-89歳が32人，60-69歳が22人となっており，入院後3日以内が24％を占めていた。事故発生時間帯件数では，午前8時が少なく，多いのは午前3時，10時，午後6時，11時に山があった。看護度別では「B-2」が最も高い割合であった。

　この作業を通して痛感したことは，「こうしたデータの蓄積がなく，他と比較できない」ということであった。このときから，看護管理におけるMDSの全国的な整備が必要であると考えていたのである。

　時が流れ，平成16〜18年度 科学研究費補助金を得て，「医療機関における看護サービスの提供と質の保証のためのデータベース開発に関する研究(研究代表者：井部俊子)」において，看護管理者が把握すべきMDSを開発し，信頼性・妥当性の検討を行うとともに，看護管理者の特性などの実態を調査することができた。看護管理者として把握すべき基本的情報を看護管理ミニマムデータセット(Nursing Management Minimum Data Set：NMMDS-j Ver.1.1)として試用していただいた多くの看護管理者の支持を得た。看護サービスの提供と質の保証に多大な貢献をしている看護管理者が，①計画，②動機づけ，③教育，④コミュニケーショ

ン,⑤組織,⑥安全の6つのカテゴリに基づく看護管理MDSによって自己評価を実施し,マネジメント能力を高めていくことが期待される。

　このたび本書の出版にあたり,「NMMDS-j Ver.1.1」の名称を,「MaIN Ver.1.2:Management Index for Nurses Ver.1.2」と改めた。通称MaIN（マイン）には,「私のもの（mine＝マイン）」という意味も含まれている。

　MaINによる自己評価を行うことにより,看護管理者は,実践の中ですでに十分に行っていたこと,行ったつもりではいたけれど実際にどうなのか確認してこなかったこと,また,これまで気がつかなかったことなどに気づく。このようにMaINの結果は,これまでの実践の中で,見落としがちだった重要な要素に気がつき,改善策を考えるきっかけとすることができる。

　つまり,MaINを使った自己評価によって自らの看護管理における変化を感じるとともに,抱えていた課題が解決されたかどうか,新たな課題はないか等を確認することができる。看護管理者同士がお互いの実践をMaINの指標という共通の言語を使って話し合うことは,看護管理実践の改善のためのヒントや,実践可能な看護管理の工夫を共有するという点で推奨できる。

　MaINの設問および選択肢の中には,先駆的な取り組みや状況,目指すべき方向を示した設問も含まれている。そうした近未来の目標を,現在の看護管理者が認識することが,わが国の医療を支えるすぐれた看護管理実践につながるものであると考える。

　MaIN（マイン）をあなたの管理を磨くツールとして活用していただき,使用後の感想や批判のフィードバックをお願いしたい。誕生したMaIN（マイン）を読者とともに育てて行きたいと願っている。

　最後に,研究の過程で,ご協力いただいたすべての皆さまに感謝の意を捧げます。特に,貴重なお時間をいただいて,長時間に及ぶインタビューやアンケート調査に応じてくださった全国の看護管理者の皆さまには,この場を借りて心よりお礼申し上げます。皆さまの看護マネジメントの向上に,本書が少しでも貢献できることを切に願っております。

　　　　　　　　　　　　　　　　　著者を代表して
　　　　　　　　　　　　　　　　井　部　俊　子

目次

改訂版によせて …………………………………………………………… iii
はじめに …………………………………………………………………… v

1. MaIN の概要　　　　　　　　　　　　　　　　　　　　　　1

　1.1　MaIN とは ………………………………………………………… 2
　　⑴　病院の規模によらない　3
　　⑵　簡便に使える　3
　　⑶　自己評価ができる　3
　1.2　マネジメントを評価しうる指標 ………………………………… 5
　1.3　6つのカテゴリ …………………………………………………… 8
　　⑴　「業務効率」と「看護の質」　8
　　⑵　「個人」と「集団」　8
　1.4　サービスプロセスとしての MaIN ……………………………… 10
　1.5　8つの設問と選択肢 ……………………………………………… 13

2. MaIN を正しく使うために　　　　　　　　　　　　　　　 15

　2.1　回答上の注意事項 ………………………………………………… 16
　　⑴　MaIN に回答するときの'心構え'　16
　　⑵　誰が回答するのか　16
　　⑶　必要最低限の指標に対する準備事項　17
　　⑷　選択肢にはどんな意味があるのか　17
　2.2　活用上の注意 ……………………………………………………… 18
　　⑴　施設特性などにより設問に該当しない場合　18
　　⑵　人事考課に使いたい場合　18
　2.3　選択肢の選び方 …………………………………………………… 19
　2.4　結果の解釈 ………………………………………………………… 20
　　⑴　自己評価の意味を考える　20
　　⑵　レーダーチャートを読む　22
　　⑶　新たに実践してみる　28

3. 設問と選択肢の解説　31

- **1** 計画　32
- **2** 動機づけ　48
- **3** 教育　64
- **4** コミュニケーション　78
- **5** 組織　95
- **6** アウトカム　110

あとがき ………………………………………………………… 125

ナースのための管理指標（MaIN Ver. 2.1）　127

1. MaIN の概要

1.1　MaINとは

　看護マネジメント[*1]とは，どのように実践されるべきなのでしょうか。看護管理者にとって，大切な業務でありながら，この疑問に答えることは容易ではありません。

　そもそもマネジメント自体が，さまざまな課題を含んでいるため，一言で答えることが難しいのです。コストや収益のように財務に関する諸課題，人員配置に始まり動機づけや継続教育など人に関するさまざまな課題のように，組織内で解決しなければならない課題は数多くあります。さらには，顧客としての患者に質の高いサービスを提供して十分な満足を与えながら，社会的な責任を果たしていくことも求められています。このように，組織の枠を越えて，顧客や社会との相互作用によって解決されなければならない課題も多々あるのです。これら組織内外の課題のいずれもがマネジメントの重要な課題としてあげられます。

　また，病院規模や診療科の特性，地域によって異なる事情，政策的なインセンティブとしての制度変更など，看護を取り巻く環境が変われば，マネジメントの課題の重要性や優先順位も自ずと異なってきます。したがって，統一的な方向性を示すこと自体が困難なのです。

　それでも看護の実践という基本的な部分では共通した課題があります。したがって看護管理者として必要な最低限の課題を示すことは可能なはずです。

　そのような最低限の課題を厳選して，指標化したものがナースのための管理指標（**MaIN**：<u>M</u>anagement <u>I</u>ndex for <u>N</u>urses）です。この指標 **MaIN** には以下のような特徴があります。

[*1] 一般に「マネジメント」は「管理」と訳されることが多く，Nursing Management も看護管理と訳されて定着してきました。しかし，本来のマネジメントは，「管理」という言葉のもつ制約的なイメージとは違って，より広範な課題を含む「経営」という主体的・積極的な意味をもっています。本書では特に断らない限り，一般に定着している「看護管理者」や「看護管理指標」など，名詞として表現する場合においては「看護管理」と表記しています。また，その看護管理者が具体的に実践する行為としての意味をもたせる場合には，「看護マネジメント」と表記しています。

(1) 病院の規模によらない

　これまでに米国を中心に開発されてきた，さまざまな看護マネジメントの指標を，日本の看護事情にそのまま適用することは難しく，また，ごく限られた先進的な大規模病院を除いては，実態と大きくかけ離れたものでした。日本の病院の多くは中小規模で，十分な人員の確保さえも難しいのが現状なのです。そこでMaINは，日本の病院や看護の事情を十分に考慮した上で，いかなる病院においても取り組まれる必要があると考えられる最小限のマネジメント課題を厳選しました。これによって規模に関係なく，さまざまな病院での利用が可能となりました。同時に共通の指標によるデータを蓄積していくことによって，将来的には多面的に看護マネジメントを比較・実践することも可能となります。

(2) 簡便に使える

　看護マネジメントの指標に限らず，看護に関連する多くの評価指標には，その活用に際して利便性の問題がありました。長期間におよぶデータ収集や複雑な計算を要するものなど，多忙な管理者が気軽に使えるものではなかったのです。

　特に自らのマネジメントを自己評価する指標に関しては，看護管理者が思いついたときに手軽に利用できなければ意味がありません。必要なときに組織の課題を知り，改善のための計画を立てたり，継続的にチェックを重ねて問題の改善状況を把握したりするためには，利用上の簡便さが求められるのです。

　MaINは，看護管理者が自らの判断で回答可能な指標のみを厳選してあります。思いたったときに，手元にある情報で手軽にチェックできます。

(3) 自己評価ができる

　MaINは簡便に利用できるので，手軽に自己評価をすることが可能となります。自らのマネジメント実践を，客観的な指標を使ってチェックすることによって，自分では気がつきにくい傾向と取り組むべき課題を具体的に知ることができます。

自らの実践の具体的な傾向を知って，それを自施設のPRに用いることもできます。逆に課題の把握を通じて，有効な改善計画を立て，これを実践することによって業務の質を高めることもできます。また組織の状態を継続的に確認することによって，計画の進捗を把握することもできるのです。

　さらに病院の規模によらずに，自己評価が可能であることから，そのデータの蓄積によって，将来的には自らの看護実践を他者の実践と比較した場合にどのような特徴をもっているかという相対的な評価も可能になります。

　このようにMaINは「病院の規模によらず」「簡便に」「自己評価が可能」なマネジメントの評価ツールとして開発されました[*2]。この指標群は，さまざまな調査・分析によって，その実効性が裏づけられており，改訂を経てVer.2.1となったものです[*3]。

　しかし，これは単なる指標だけで終わるものではありません。このMaINを使って，同じように看護マネジメントに取り組む管理者が増えれば，この指標群が看護マネジメントの標準化された共通の言語となるはずです。また，最低限の指標群（ミニマムデータセット）とは「これだけやれば十分」というものではなく，そこに看護マネジメントの本質的な課題が示されているということを意味します。つまりMaINの中に「よい看護とは何か」という問いかけに対する答えがあるのです。

　このようにMaINは，発展的に広がりを見せる社会的な取り組みとして位置づけられるもので，その普及によって，看護の質

[*2] 平成16〜18年度科学研究補助金基盤研究(B)『医療機関における看護サービスの提供と質の保証のためのデータベース開発に関する研究(研究代表者：井部俊子)』によって，「日本版看護管理ミニマムデータセット(Nursing Management Minimum Data Set：NMMDS-j)として開発されました。

[*3] 仮説的にBETA版を作成して，複数の病棟管理者にプレテストを実施し，プレテストの結果とインタビュー調査からVer.1.0が完成しました。その後，全国規模の調査用に再検討したVer.1.1を，2007年調査結果をもとに改訂したものがVer.1.2で本書の初版に相当します。さらに，平成19〜21年度科学研究補助金基盤研究(B)『サービスマネジメントをフレームワークとした看護管理学の体系化に関する研究(研究代表者：井部俊子)』によって，サービスマネジメントの視点を取り入れる大規模な改訂を実施しました。再度の全国規模調査により分析・検証され完成したVer.2.0をもとに，改訂されたのがVer.2.1です。

の向上を目指す看護管理者のマネジメント実践を支援することを目的としています。今回再び，大規模調査によって得られた現場の看護管理者の意見を反映してVer.1.2からVer.2.1への改訂が実現したことは，看護マネジメント実践における **MaIN** の実用性と発展可能性を改めて示すものといえます。

1.2 マネジメントを評価しうる指標

MaIN の構成について詳しく述べる前に，これまでにどのような看護管理指標が議論されてきたのかを概観しておくことにします。看護マネジメントがどのように受け止められてきたのか，そこにどのような問題があったのか，そして **MaIN** の何が新しいのかを明らかにしておきます。

すでに，一般的な看護管理指標として，米国の「看護管理ミニマムデータセット[*4]」が知られています。この指標では〈環境〉〈ナース資源〉〈財政資源〉という3つのカテゴリに分類された，さまざまな設問が提示されています。しかし，カテゴリからも明らかなように，この指標は資源をいかにして活用するかという視点と，財政というコストに関する権限をもった看護管理者を対象とした視点に立っています。つまり日本の看護マネジメントの事情を考えると，適用できない部分が多いのです。

また近年では，看護職員や患者を引きつける魅力的な病院という意味で「マグネットホスピタル」という概念が知られており，これをベースにした指標もあります。これは米国看護資格認定センターによって評価プログラム，すなわちコンサルティング・ツールとして活用されています[*5]。

このプログラムはアメリカ看護師協会(ANA)が作成した「看護管理者のための指針」がベースになっています。そこでは「実践指

[*4] Delaney, C. and Huber, D. (1996) A Nursing Management Minimum Data Set (NMMDS)：A report of an invitational conference (monograph)：American Organization of Nurse Executives, Chicago.

[*5] American Nurses Credentialing Center (2003) Magnet Recognition Program：Recognizing Excellence in Nursing Service：Health Care Organization Instruction and Application Process Manual：American Nurses Publishing, DC.

標」のカテゴリとして〈査定〉〈診断〉〈アウトカム〉〈計画〉〈実行〉〈評価〉の6つが,「専門能力」のカテゴリとして〈ケアと管理業務の質〉〈作業見積〉〈教育〉〈関係性〉〈倫理性〉〈協働性〉〈研究〉〈資産活用〉の8つがそれぞれあげられています[*6]。

　これらの指標は,先の「看護管理ミニマムデータセット」と比べても,非常に細かい分類となっています。専門のコンサルタントが介入して業務の分析を行うことが前提となっているため,活用には莫大なコストを必要とし,必然的にあらゆる規模の施設が活用する手軽なものにはなっていません。ここでは,簡便性が犠牲にされているのです。

　このように看護マネジメントを指標化して分析する手法に関しては,米国を中心に盛んに検討・実践されてきた経緯があります。しかし,いずれも日本の看護事情を考えると,適用が難しいか,実用的ではないという課題があったのです。

　日本では,2004年に日本看護協会から人員配置を検討するための看護管理データベースの構築を目指した検討報告書が提出されました。その中で患者アウトカム指標として4つのカテゴリが提示されています。しかし,患者アウトカムからマネジメントを評価するという間接的な指標であるため,手軽に誰もが活用できるというものではありませんでした[*7]。

　このような実情を考えるとMaINを開発するにあたっては,米国型を中心とする過去の指標群を参考にするのではなく,マネジメントの原点に立ち返って独自の指標を生み出す必要がありました。そうでなければ「病院の規模によらず」「簡便に」「自己評価が可能」という特徴を実現できなかったからです。

　そこでまず看護マネジメントの,組織という点に着目して,経営管理の指標を概観してみるところから検討を始めることにします。すると,古典的な経営学の研究の中にも,多くのマネジメント指標を見出す検討がなされてきたことがわかります。

　White(1926)は〈組織化(分析→創造→計画→促進)〉と〈統制(指

[*6] American Nurses Association (1995) Scope and Standards for Nurse Administrators : American Nurses Publishing, DC.

[*7] 日本看護協会(2004)看護政策研究における方法論の検討：平成15年度看護政策立案のための基盤整備推進事業報告書, 222-317.

揮→調整→維持→測定)〉という2つのカテゴリと，そこに含まれるマネジメントのプロセスを提示しています*8。またBarnard (1938)は組織の要素として「伝達」「貢献意欲」「共通目的」の3つをあげて，これらが「外部事情に適するように結合」できることが重要であると指摘しています*9。

　これらの古典的なプロセス志向や開放性を重視する考え方は，現代の経営理論にも引き継がれています。たとえば野中(1983)は，経営管理の機能を「計画する」「リードする」「統合する」の3つのプロセスに集約して議論しています*10。またWren(1994)は，これからの管理の機能として〈計画〉〈組織化〉〈リーダーシップ〉〈人的資源管理〉〈統制〉という古典的なカテゴリに加えて，〈経済環境〉〈社会環境〉〈政治環境〉などの外部要因をあげています*11。

　さらに行動科学という視点からも，Likert(1967)が組織機能特性として類似のカテゴリを抽出しています。すなわち〈動機づけの力〉〈コミュニケーション過程〉〈相互作用-影響過程〉〈意思決定過程〉〈目標設定や命令〉〈統制過程〉〈業績特性〉の7つです*12。

　このようにマネジメントをカテゴリに分類して特徴づける試みは古くから検討されています。しかし，いずれの要因も独立した事象ではないばかりか，主観的な要因も多く，どうしても検証不可能なものが含まれてしまうことになります。したがって，科学的根拠の提示が困難であるため多様な解釈が存在したままで，十分な検証はなされていなかったのです。

　つまりMaINを開発する場合でも，単に指標を選び出すだけでなく，選ばれた指標の妥当性を十分に検証しなければなりませんでした。

---

*8　White, P. (1926) Business Management：Henry Holt and Company.
*9　Barnard, C.I. (1938) The Function of the Executive：Harvard Univ. Press. 山本安次郎ほか訳(1968)新訳経営者の役割：ダイヤモンド社.
*10　野中郁次郎(1983)経営管理：日本経済新聞社.
*11　Wren, D.A. (1994) The Evolution of Management Thought 4th ed.：John Wiley & Sons, NY.
*12　Likert, R. (1967) The Human Organization：McGraw-Hill Book Company. 三隅二不二訳(1968)組織の行動科学：ダイヤモンド社.

1.3 6つのカテゴリ

MaINを開発するにあたって，まずは，これまで見てきた看護管理指標や経営管理指標を総合的に検討し，指標を分類・特徴づける独自のカテゴリを抽出しました。もちろんMaINは，最低限の指標群でありながら，そこに看護マネジメントの基本的な課題がすべて含まれる実用性のあるものを目指しています。したがって，抽出されたカテゴリは，看護マネジメントの基本を構成する要素でなければなりませんでした。

そこで理想的な看護マネジメントとして，対立する矛盾を乗り越えて，これを高い次元で両立するというリーダーシップの姿を考えました。その対立する概念とは，以下に示す「業務効率」と「看護の質」，そして「個人」と「集団」という2つの概念です。

(1) 「業務効率」と「看護の質」

看護には質の高い実践が求められます。よい看護マネジメントの結果として，一人ひとりの看護師の優れたケアの実践がもたらされなければなりません。一方で業務としての効率も求められます。どんなに素晴らしいケアでも，費やすことができる時間もコストも限られているからです。

したがって，よい看護マネジメントは「業務効率」と「看護の質」という，対立する概念を乗り越えて（妥協することなく），効率的に質の高い看護実践を行う状態をもたらします。

(2) 「個人」と「集団」

組織メンバーの一人ひとりが高い能力を発揮してこそ，よい看護マネジメントといえます。一人ひとりの主体的・積極的なかかわりがあって，はじめて質の高い看護実践が可能になるのです。しかし，それがバラバラであっては意味がありません。互いに協力し合ってこそ，大きな力も発揮されるのです。つまり組織で業務を円滑に実践するためには，個人の高い能力と集団でのチームワークの両立が欠かせないのです。

そこには，個人と集団の効果的な「相互作用」があります。お互

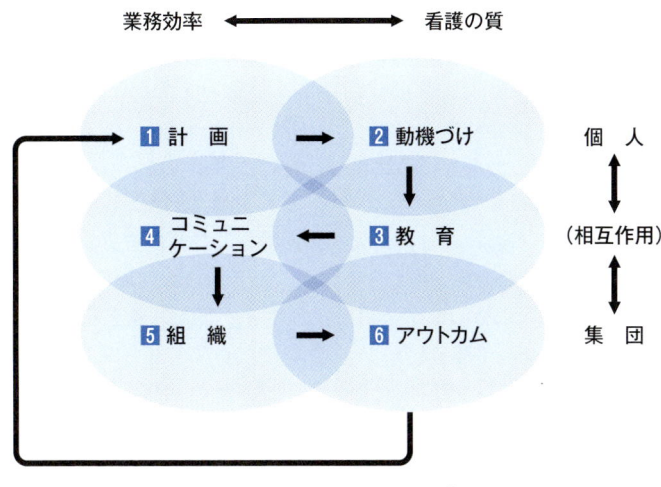

図1　MaIN の6つのカテゴリ

いに学び合える教育的な空間や，そのための円滑なコミュニケーションもまた重要な要因としてあげられます。

　MaIN では，これらの2つの軸に対して，6つのカテゴリを抽出しました。すなわち「業務効率」と「看護の質」という2つの対立要素をもつ軸と，「個人」と「集団」，そして，それらの「相互作用」という3つの要素をもつ軸です。この2×3のマトリクスに配置される6つのカテゴリは以下の通りです。

1　**計画**：
　　組織の目標をメンバーが理解し共有しているか。
2　**動機づけ**：
　　個人のやる気を大切にして，これを支援しているか。
3　**教育**：
　　新しい知識を取り入れた学び合える組織か。
4　**コミュニケーション**：
　　個人個人の意思疎通は十分にできているか。
5　**組織**：
　　効率的に組織運営ができているか。
6　**アウトカム**：
　　成果が結果として現れているか。

これら6つのカテゴリは明確に区別されるものではありません。それぞれに影響を及ぼし合いながら，重層的に（相互に重なり合いをもちながら），そしてプロセスとして（それぞれのカテゴリを連続的にとらえつつ）実践されるものです。

　すなわち〈計画〉に沿った目標に向かって，組織のメンバーは〈動機づけ〉されるべきであるし，〈動機づけ〉は新たな知識の獲得である〈教育〉の効果に大きく影響を及ぼすはずです。さらに，得られた知識が，組織内で共有・活用されるためにも円滑な〈コミュニケーション〉が必須になります。また，意思疎通をはかりやすい形に〈組織〉はデザインされるべきですし，機能的な組織であれば患者満足度のような〈アウトカム〉として結果が現れてくるはずです。そして，この結果を受けて，再び，よりよい業務運営を目指して，新たな〈計画〉が打ち立てられるのです。したがって，6つのカテゴリのたどるプロセスは発展的に繰り返されていきます。

1.4　サービスプロセスとしてのMaIN

　MaINの6つのカテゴリは，組織の中だけで繰り返されるプロセスではありません。看護サービスは，顧客である患者へと提供されて，その結果が判断されるべきものだからです。最終的に顧客に提供される看護サービスには，組織内部のマネジメントの成果が現れているはずです。つまり，看護マネジメントとは，従業員だけでなく顧客をも巻き込みながら組織の内外を視野に入れる広範なマネジメント，すなわち，サービスマネジメントのプロセスを前提としているのです。

　サービスマネジメント（Service Management）については，多くの先行研究がありますが，「サービスマネジメント研究」のための研究がほとんどであって，「サービスをマネジメントする」ための研究はいまだに十分ではありません。つまり，社会にあふれる多様なサービスをいかに分類し，体系的にまとめるかが大きなテーマになっていたのです[*13]。

　近年になって少しずつサービスをマネジメントするための研究

[*13] たとえば，Lovelock, C.H.（1983）"Classifying Services to Gain Strategic Marketing Insight," *Journal of Marketing*, Vol. 47, No.3, p.12.

1. MaIN の概要　11

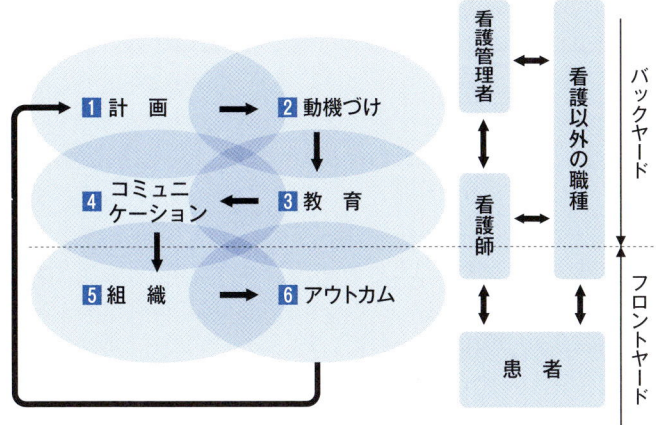

図2　サービスプロセスとしての MaIN

も増えてきましたが[*14]，これらは，一般のサービス業を対象としていることから，医療サービスがもつ特殊性や，看護サービスの実際的な運営に言及した議論は，これからの展開が期待されている段階にあります[*15]。

　このような背景を踏まえて，改めて MaIN の6つのカテゴリを眺めてみると，ここには看護マネジメントの基本的な課題がすべて含まれています。したがって，MaIN にサービスマネジメントの要素を含めることによって，看護サービスの実際的なマネジメントの議論を展開することが可能になるはずです。

　すなわち，サービスマネジメントの視点から MaIN の6つのカテゴリをとらえると，その位置づけは最初の4つのカテゴリ〈計画〉〈動機づけ〉〈教育〉〈コミュニケーション〉がおもに裏舞台であるバックヤード（組織内）のマネジメントに相当します。これは患者との相互作用を実現する表舞台，すなわち残りの2つのカテゴ

[*14] たとえば，Looy, B.V., Gemmel, P. and Dierdonck, R.V. ed.（2003）Services Management An Integrated Approach, 2nd ed.：Pearson Education Ltd. UK. 白井義男監修・平林祥訳（2004）サービス・マネジメント統合的アプローチ：ピアソン・エデュケーション．

[*15] 一般的な営利企業のサービスに対しては「サービス・プロフィット・チェーン」という考え方も提示されていますが，サービス品質そのものの評価が難しい医療分野への展開はこれからの課題です。

リ〈組織〉〈アウトカム〉に相当するフロントヤード（組織外）と対比させた概念となります。つまり，MaINの6つのカテゴリを用いることで，サービスマネジメントを前提とした組織内・組織外のマネジメントが同時に議論できることになります。

　バックヤードにおけるマネジメント主体は看護管理者・看護師だけでなく医師や看護師以外の職種のすべてを含みます。つまり〈計画〉〈動機づけ〉〈教育〉〈コミュニケーション〉の各カテゴリのマネジメント課題を，すべてのスタッフがサービスマネジメントの視点で実践することによって，より質の高いサービスの提供が総合的に可能となるわけです。これは，患者とのかかわりの前提となる裏舞台での経営努力を意味しているもので，患者には直接見えないマネジメントです。だからこそ，意識的に取り組まなければならない重要なマネジメントでもあるのです。

　さらに，質の高いサービスの提供を行うためには，患者サービスだけでなくスタッフへのサービスも重要になります。よりよい看護サービスは患者と看護師との相互作用によって生み出されるものです。したがって，患者と対峙する看護師の高いロイヤルティ（Loyalty：組織に対して抱く意識）がなければ，提供されるサービスの質は個人的・断片的なものに終わってしまいます。つまり，よいサービスは顧客サービスと従業員サービスの相乗効果によって可能となるので，それら双方のサービスマネジメントを意識する必要があるのです[*16]。

　フロントヤードにおけるマネジメントは，患者を中心としつつ，これに対峙する看護師やそれ以外の職種のすべてが含まれます。患者に対して開かれた〈組織〉によって，十分なサービスが提供されているか。さらには，患者の高い満足が〈アウトカム〉として現れているか。さまざまな主体間の相互作用によって実現されるサービスプロセスが，MaINによってよりわかりやすく見えてくるでしょう。ただし，これらのプロセスが明確に線引きされるかというと，その限りではありません。バックヤードとフロントヤードの境界は一時的なものに過ぎません。さまざまな場面で，自由に再定義が可能なものです。逆に，患者から乖離したバックヤードでの取り組みには意味がないばかりか，組織を疲弊させ，

---

*16 Reichheld, F.F.（1993）"Loyalty-Based Management," *Harvard Business Review*, Vol. 71, No.2, pp.64-73.

結果的にマイナスの影響を及ぼすこともありうるのです。

1.5　8つの設問と選択肢

MaINでは，これまでに述べてきた6つのカテゴリに対して，それぞれ8つの設問が与えられています[*17]。そして，各設問には5つの選択肢が与えられ，該当するものを選ぶようになっています（いくつかの指標は，スケールが与えられていて，その程度を数値で選ぶようになっています）。これらの設問1つひとつ，そこに含まれている選択肢が，看護マネジメントを特徴づける指標となります（合計48指標）。

最終的には，該当した選択肢の数（もしくはスケールの値）を点数として加算して，各カテゴリ40点，合計240点満点になりますが，その結果は本書の巻末に添付したレーダーチャートに記すことによって，視覚的に理解することができます。

このMaINは「病院の規模によらず」「簡便に」「自己評価ができる」という指標群ですから，多くは主観的に判断・回答するものです。マネジメントに対する理解の浅い人は，安易に高得点をつけることがあるかもしれませんし，逆に，問題意識の高い人は，厳しい自己評価になる可能性も否定できません。したがって，**得点の高さ（チャートの大きさ）を競うものではなく，各カテゴリのバランス（チャートの形状）を見る**ことになります。チャートがバランスのよい形状であれば，おおむねマネジメントは成功しているといってよいでしょうし，いびつな形状であれば，そこから課題を抽出して対処しなければなりません。

このようにレーダーチャートの大きさではなくバランスを重視するのには理由があります。すなわち，6つのカテゴリは，「業務効率」と「看護の質」という対立要素をもつ軸と，「個人」と「集団」，そして，それらの「相互作用」という3つの要素をもつ軸によって形成される2×3のマトリクスに配置されています。したがって，隣り合うカテゴリは相互に関係し合いながらも，これらの2つの軸でとらえると対立概念となっているのです。つまり，

[*17] 8つの設問のうち，最後の設問がサービスマネジメントの視点をいかしたものになっています。

対立を乗り越えて，よい看護マネジメントを実践していれば，隣り合うカテゴリがともによい点数を得られ，チャート形状のバランスもよいはずなのです。逆に，対立を克服できないで偏ったマネジメントになっていると，チャートの形状もバランスを失ってしまいます。また，このバランスは他人と比較する意味はあまりありません。自分自身のマネジメント実践がどのように変化しているのかを，バランスという視点から総合的にとらえることに大きな意味があるのです。したがって，これらの点から総合的にバランスのとれた美しい六角形のチャートが完成したら，それは看護管理者がリーダーシップを十分に発揮している証拠なのです。

このように MaIN を活用すると，自らのリーダーシップの評価とともに，自らの看護マネジメントの傾向と取り組むべき課題が客観的に明らかになるため，直ちに具体的な業務改善に結びつけることが可能となるのです。

MaIN とは，そのような「ナースのための管理指標」なのです。

2. MaIN を正しく使うために

2.1 回答上の注意事項

　ここでは，MaIN に回答する上での注意事項について述べていきます。

(1) MaIN に回答するときの '心構え'

　MaIN は，自らの判断でチェックすることによって，自分では気がつきにくい自らのマネジメントの傾向と取り組むべき課題を，客観的に知ることができる自己評価指標です。ですから，各設問への回答が主観的であってもまったく問題はありません。他の人からどのように見えるのか，どのように思われるのか等についても考える必要はありません。ありのままに率直に答えてください。

　また，1回だけ回答して終わり，というものでもありません。経験を積み，学習を重ねることでマネジメントの能力は向上しますし，課題も克服されていきます。折に触れ，必要があれば何回でも挑戦してみてください。繰り返し行うことで，自らの成長を確認することができ，その時点での自分の課題を知り，克服する手助けになる，それが MaIN です。

(2) 誰が回答するのか

　MaIN は原則的には「師長」の看護マネジメントを想定して作った自己評価指標なので，回答者は「師長」を対象にしています。しかし，一部の設問については，「師長」よりもマネジメントの範囲の広い「看護部長」でも使うことができます。したがって，回答する人の立場によっては，すべての項目に回答できない場合や，自分の責任ではない範囲で決定されている項目も含まれています。その点は，組織のマネジメントとして必要な項目を網羅しているために生じる，必要最低限の項目と実際の立場のズレとして，柔軟に対応して利用してください。また，部分的には「主任」のレベルでも理解できる項目もあります。その場合は「師長候補者」なども含め，教育的な意味も考慮して，自由に活用対象を考えてください。

(3) 必要最低限の指標に対する準備事項

MaIN は 6 つのカテゴリに対して，それぞれ 8 つの設問から構成されています。これらの設問の 1 つひとつ（および，そこに含まれている選択肢）が，看護マネジメントを特徴づける指標であり，看護管理者として知っておくべき必要最低限の指標でもあるのです。

これらの選択肢の中には「定期的」「継続的」などの程度に関する表現を使ってたずねている場合がありますが，それらについての絶対的な基準は設けていません。「どれぐらいなのか」という問いかけには答えがありませんので，「3. 設問と選択肢の解説」を参考にしながら，管理者としての自分の判断で選択してください。

また，MaIN は「簡便に使える」という目的を実現するために，長期間におよぶデータ収集や複雑な計算を要する質問項目は省いています。それでも設問の中には，事前に調べなければ回答できない数値がいくつかあります。それらの数値については看護マネジメントを実践する上で，最低限知っておくべきものと考えて，回答する前に準備してください。

(4) 選択肢にはどんな意味があるのか

1 つの設問には，それぞれ 5 つの選択肢があり，そこから「あてはまるものすべて」を選択して，その数を回答する設問と，0～5 の 6 段階のスケールから該当する「数値」を選択する設問があります。

ここでは，前者の場合について説明します。この 5 つの選択肢は，おおむね該当しやすい順番に番号が振られています。したがって，1 に○をつける人がもっとも多くなり，後になるほど○をつける人が少なくなります。つまり，選択肢の番号が大きくなるほど，看護マネジメントの実践レベルが高いという構成になっています。しかし，5 に○が少なかったといって落ち込むことはありません。順番に回答を重ねて，その時点でどこまで実践できているかをはっきりさせればよいのです。まずは自分の課題を明らかにしてください。

詳細な解釈の方法については，「2.4 結果の解釈」で説明しま

すが，MaINは，あくまでも主観的な回答による評価なので，自己評価の甘い人の得点は当然，高くなります。しかし，得点の高さ（レーダーチャートの大きさ）を競うものではありません。大切なことは，カテゴリのバランス（レーダーチャートの形状）なのです。

2.2 活用上の注意

(1) 施設特性などにより設問に該当しない場合

MaINは，基本的には，部下をもつ看護管理者を想定していますので，たとえば直属の部下をもたない教育担当師長や，安全対策室，地域連携室等に所属している看護管理者などが回答する際には，多少の工夫が必要になります。たとえば看護管理者の下にスタッフがいなければ，スタッフに関連する選択肢に○をつけられないことがあります。また，〈コミュニケーション〉のカテゴリの設問 4 7「患者の家族とのかかわり」の「2. 師長として，毎日，患者の家族と直接話をする機会を作っている」という選択肢は，手術室の看護管理者の場合，患者の家族と接する機会が極めて限られるので難しいかもしれません。このように所属部署等の特性によって答えられない設問がある場合には，あまりこだわらず，そこは回答せず，先に進んでかまいません。

　そのかわりに，設問の意図するところを考えてみましょう。この設問「患者の家族とのかかわり」は，患者の家族と看護管理者との関係作りや，コミュニケーションを円滑にするための意図的な取り組みに着目しています。選択肢に○をつけられるかどうかだけでなく，この設問の意図を理解することによって，看護管理者が行うべきマネジメント実践の工夫や改善を考えることが可能になるはずです。

(2) 人事考課に使いたい場合

MaINは人事考課には適していません。人事考課とは，従業員一人ひとりの能力や仕事ぶりを評価する仕組みをいいます。人事考課の目的は，そこで働くそれぞれの人の能力を積極的に開発

し十分に活用することです。

　つまり，人事考課は組織戦略を成功させるために，職員一人ひとりの行動をある方向へ導くためのものです。病院や施設の理念に照らし合わせた上で，それぞれの従業員にどのような職務活動が期待され要求されているのかといった職務基準と，組織の一員として必要な能力とはどのようなものであるかといった職能要件を組み合わせて運用されます。現場においては，個別の職員の職務活動や能力を何らかの形で客観的に把握し，それを処遇に反映させる必要があります。

　一方，MaIN は，マネジメントの指標についての達成度を主観的に評価するツールです。したがって，その人の能力や職務活動を客観的に評価する基準には決してなりえません。つまり，人事考課に活用するには大きな問題があるのです。

2.3　選択肢の選び方

　ここでは，MaIN の各設問の解釈方法について述べていきます。各設問の下にはそれぞれ 5 つの選択肢があり，あてはまるものすべてに○をつけて回答するようになっています(スケールから数値を選ぶ場合もあります)。

　それぞれの設問と選択肢は簡潔に記述されていますから，選択してよいのかどうか迷うことがあるかもしれません。したがって，どのような場合に選択肢に○をつけ，逆にどのような場合には選択できないのかという基本的な考え方については，「3. 設問と選択肢の解説」で示していきます。

　構成はカテゴリごとに以下の通りです。

・カテゴリの概要
・設問と選択肢
・設問に関する注意事項，用語の定義など
・選択肢を選ぶポイント

　後で述べる「3. 設問と選択肢の解説」は，巻末の「ナースのための管理指標（MaIN Ver. 2.1）」を実際に使って回答していくなかで，判断に迷った場合に，その項目の説明として参照してくだ

さい。しかし，MaIN は自己評価指標ですから，回答の前にこの解説全体に一度目を通しておくことで，回答する際の判断の「ブレ」が少なくなり，精度の高い評価を行うことが可能になります。

また，各設問の意図をしっかりと理解することは，マネジメントの基礎を確認することにもつながります。この点から，本書は看護管理の実践的な参考書として活用することもできます。

2.4　結果の解釈

一通り設問の回答を終えたら，その結果を巻末のレーダーチャートに記入して分析してみましょう。すでに手元には，さまざまな形のチャートがあるはずですが，回答できない設問があっても，また，六角形が小さくても気にする必要はありません。必ずしも大きな六角形がよいマネジメントを表すというものではないからです。

大切なのは，レーダーチャートの形に埋め込まれた意味を理解し，新たな実践へとつなげていくことであり，それが MaIN の正しい使い方なのです。さらに，MaIN による自分のマネジメントの評価は一度で終わりではありません。MaIN を通じて気づかされた課題を克服するための新たな実践の後に，再度，MaIN を使って次の課題を抽出していきましょう。このように，MaIN は繰り返し挑戦することで，よりよいマネジメント実践へと発展していくプロセスそのものなのです。それでは，レーダーチャートの解説の前に，まず自己評価の意味を考えてみましょう。

(1) 自己評価の意味を考える

MaIN に示されている設問は，「病院の規模によらない」「簡便に使える」「自己評価ができる」という3つの大きな特徴を実現するために，あくまでも看護管理者自身で判断ができる（事前調査などの準備が不要な）「主観的データ」によって回答ができます。設問の選択肢を見て，それらが自分のマネジメント実践に該当すると思えば，その選択肢を選ぶことが可能になり，点数はどんどん加算されていくでしょう。しかし，選択肢が求めているレベルに対して，「まだまだ十分なレベルではない」「やり残しているこ

とがある」と考えるならば，選択肢を選ぶ個数も減り，点数は伸び悩むでしょう。つまり自らの実践を甘く評価すれば高得点になりますし，厳しく評価すれば高い得点を取るのが難しくなるのです。したがって，「まだ十分ではない」と判断できる看護管理者は，安易に「できている」と判断して高得点を得る看護管理者より，得点が低かったとしても優れた管理者である，あるいは優れた管理者になれる可能性が高いのです。

たとえば，最初の設問である「病院の理念」に関する「部署のスタッフ全員が説明できる」という項目を考えてみましょう。パンフレットやホームページに紹介されている病院の理念を読んだり，上司からの説明を聞いたりしていれば，誰でも一通りの説明は可能です。これで，スタッフ全員が説明できると判断したら（実際に，そのように思った場合には），この項目を選択できることになります。

しかし，理念に込められた深い意味まで十分に理解されているかどうかを考えると，少し解釈が違ってきます。病院の理念の文言に込められた，組織が理想とする医療サービスのあり方は，日常の看護実践の中で具体的にどのような現象として見出すことができるでしょうか。これらについて説得力をもった説明ができるのかと問いかけてみると，この設問は看護管理者自身にとって容易ではない挑戦的な課題であるといえるでしょう。

このように，MaINは看護管理者自身が個々の選択肢を選ぶ段階で，その言葉の意味をどこまで深く考えているかという点を含めて，マネジメントの現状を明らかにしてくれる自己評価指標なのです。だからこそ，1回の評価で終わるのではなく，自らが成長した段階で，再び挑戦してみることが大切なのです。そのとき，設問や選択肢についての理解が深まっていれば，また違った結果になるはずです。逆に，各設問へ回答する際には，その時点での理解を総動員して，十分に考えて取り組む必要があります。

また，各設問の5つの選択肢は無秩序に並べたものではなく，看護マネジメントのレベルの難易度に応じた順番に並べられています（5がもっとも実践レベルが高い内容ですが，施設の特性や方針によっては前後する場合もあります）。どの選択肢まで選べたかによって，自分の看護マネジメントの実践レベルが把握できるとともに，そこから自分のマネジメント実践の短所や克服すべき課題を具体的に見直すことが可能になります。

そして，この見直しを繰り返すことが，看護管理者自身の成長につながります。現時点の解釈を過去の解釈と比較して，どのように深まったのか，そして次の目標をどこまで深い理解に基づいたものにするのかという視点が生まれるからです。つまりMaINは，過去・現在・未来という時間の流れの中で，看護管理者自身の成長のプロセスを確認しつつ，これを効果的に推し進めることを可能にする指標です。だからこそ，看護管理者のマネジメント能力を高める教育的なツールとしても活用できるのです。

設問によっては師長だけでなく，主任などの立場にある人でも回答できます。MaINの教育的特性を上手に使って，一人ひとりに選択肢のもつ意味を深く考えさせることによって，単なる自己評価指標から，看護管理者を育成するための教材としても活用可能になるのです。

(2) レーダーチャートを読む

MaINの結果であるレーダーチャートには，現時点での回答者自身の自己評価の結果が形として描き出されています。

この六角形の大きさについては，極端に小さかったり(評価が厳しすぎる)，大きかったり(評価が甘すぎる)しなければ，気にする必要はありません。注目すべきは，その形状にあります。

同じ厳密さで回答していった結果，6つのカテゴリのうちで極端に点数が悪いものがあると，レーダーチャートの形状も部分的に凹んだ「いびつ」な形状になります。この凹んだカテゴリの1つひとつが，取り組むべき課題を示しています。したがって，この課題を1つひとつ克服していけば，いずれは理想的な看護マネジメントの実践が可能になるはずです。

しかし，看護マネジメントは，さまざまな要因が複雑に関係し合ったものなので，1つのカテゴリだけを見て，課題を見出そうとしても難しいことがあります。原因にさかのぼって考えると複数のカテゴリが関連していることがわかるはずです。

そこで，6つのカテゴリのうち，どこか1つのカテゴリの点数が低いケースを想定して，解説を試みたいと思います。

1 〈計画〉のカテゴリが低かった場合の一例

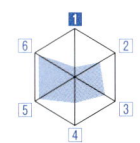

「病院の理念」や「部署の目標」は，ほとんどの病院や施設で掲げられていて，程度の差はあっても，実際に職員全体に周知されているはずです。したがって，ここで点数が低い場合は，周知されているはずの理念や目標が深く理解されておらず，表面的なもので終わっている可能性があります。

〈計画〉のカテゴリの後半の設問は，その理念や目標が実際にスタッフに浸透しつつ，これが実践にいかされているかどうかという視点で構成されています。したがって，十分に目標を共有していない場合は，組織の一体感にも欠けて，次のプロセスである〈動機づけ〉のカテゴリの人間関係にも悪影響を与えている可能性がありますし，隣接するカテゴリである〈コミュニケーション〉がうまくいっていないことも多いはずです。

このように〈計画〉は，すべての基礎にある第一のカテゴリであるため，そこに問題があると，この後に続くすべてのカテゴリに影響を与えてしまいます。そのため，もしも，このカテゴリに問題がある場合は，最優先で改善をはからなくてはなりません。逆に，この〈計画〉の段階に患者の意見がしっかりと取り入れられていれば，患者の視点を踏まえた〈計画〉によって展開される実践は，すべてのカテゴリに影響を与え，患者の〈アウトカム〉にマネジメントの成果として現れるはずです。

2 〈動機づけ〉のカテゴリが低かった場合の一例

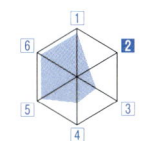

スタッフがやる気を失うという状況は，もっとも避けたい事態といえます。組織の中心は人であり，さまざまな取り組みをマネジメントしても，最終的に行うべきスタッフが主体的・積極的に動かなければ，その取り組みの効果は期待できません。

このような場合は，その次のカテゴリである〈教育〉や〈コミュニケーション〉にも悪影響を与えているはずです。やる気がなければ，何を学んでも身につきません。コミュニケーションも表面的になり，ギクシャクした関係が生まれてしまうかもしれません。

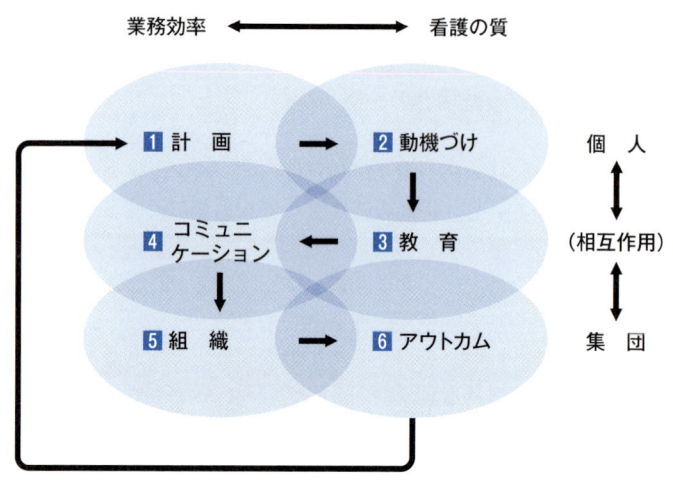

図1　MaINの6つのカテゴリ

このような状態が長く続くと組織は確実に蝕まれていきますので，管理者としては早急な手だてを講じる必要があります。

　しかし，単純に動機づけを行うといっても，看護管理者の権限だけでは給与を増やすことも，人員を増やすことも困難です。ですから，後半の設問にもあるように，スタッフとのかかわりの中からモチベーションを高めていく必要があります。その際には，患者との関係性も活用するとよいでしょう。多くの看護師にとっては，自らの看護サービスが患者やその家族に喜ばれ感謝されることが，もっとも効果的な動機づけになるからです。

　一方で，〈計画〉のカテゴリの問題が，〈動機づけ〉にも影響を及ぼしていないか，という点についても考える必要があります。チャート上で〈計画〉のカテゴリの点数がよいという場合にも，もう一度，設問やその選択肢を見直し，自らのマネジメント実践を振り返ってみる必要があるでしょう。実は，〈動機づけ〉に影響を及ぼす理念や目標は，思った以上に共有されていないのかもしれません。

3 〈教育〉のカテゴリが
　低かった場合の一例

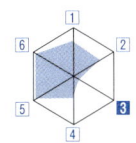

　学習に対する支援を行っていても，思うようにスタッフに学ぼうという意欲がわいていない場合は，原因が他にないかどうかを疑うべきです。たとえば，隣接するカテゴリで，〈教育〉のカテゴリの前段のプロセスに位置する〈動機づけ〉を注意深く見てみましょう。

　もし「スタッフの能力をいかすこと」が十分でない場合は，どんなに教育的な支援があっても，新たな能力を身につけようとは思わないはずです。せっかく得た知識も，それを発揮して活躍する場がなければ，宝の持ち腐れです。また，その前提として「専門性への支援」がない状態では，スタッフが自ら学ぼうという意識そのものも薄れてしまうのではないでしょうか。

　さらにさかのぼって，〈計画〉のカテゴリを見直してみる必要も出てくるでしょう。もしも「部署の目標」が十分に理解されていなければ，そこに共感は生まれません。組織全体がバラバラになってしまい，協力してよりよい看護を行おうという〈動機づけ〉も生まれなくなるでしょう。

　また，自発的に学習しようという意識が希薄では，その次に位置する〈コミュニケーション〉のカテゴリにおいて，積極的な意見を出し合うような，活発な「対話の場の雰囲気」は生まれてきません。

　このように，〈教育〉のカテゴリは，多くのカテゴリの影響を間接的に受けることになります。

4 〈コミュニケーション〉のカテゴリが
　低かった場合の一例

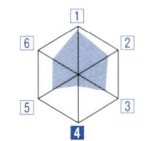

　チームで仕事をする場合，チーム内のコミュニケーションが円滑であることが重要です。特に看護の現場では，速やかに「部署内での患者情報の共有・伝達」が行われている必要があります。

　また，的確な情報の共有と同時に，質の高いコミュニケーションによって，互いの信頼関係やあたたかな組織の雰囲気が醸成されるのです。電子カルテがなくても，そのような「対話の場」が充

実していれば，対人コミュニケーションで補える範囲も広がるはずです。

この〈コミュニケーション〉のカテゴリは〈教育〉と並んで，MaIN プロセスの中心に位置します。したがって，あらゆるカテゴリに影響を与えつつ，同時に，各カテゴリから影響も受けてしまいます。

実践の中で対話ができていなければ，看護技術の向上にもつながりません。〈教育〉にも影響を与えてしまうでしょう。また，確実な伝達ができなければ，組織運営が滞るばかりか，結果的には患者の満足も得られません。

しかし同時に，このカテゴリは，外部の制約を受けずに看護管理者の力量やアイデア1つで大きく改善することが可能なところでもあります。さらに，その改善の成果は，他のカテゴリにも直ちに影響を与えるので，課題が山積している組織では，業務改善の最初の取り組みとして選んでも効果的でしょう。

5 〈組織〉のカテゴリが低かった場合の一例

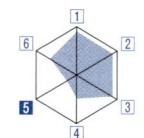

〈組織〉のカテゴリは，その構造を評価されるという点で，もっとも基礎的なカテゴリであるといえます。そして，組織構造はそのまま〈コミュニケーション〉の円滑さにも大きな影響を与えます。この2つのカテゴリは互いに隣接することもあり，深く関係しています。したがって，このカテゴリに関する改善策を考えるならば，〈組織〉だけではなく〈コミュニケーション〉についても同時に対処すると，より大きな効果が期待できるでしょう。

よい組織であれば，「集団」における「業務効率」を高めることが可能になります。そして，最終的な〈アウトカム〉のカテゴリにも大きな影響を及ぼすことになります。したがって，〈アウトカム〉の本質的課題はこの〈組織〉のカテゴリの中にあるともいえるでしょう。

一方で「権限の委譲」や「部門横断的活動」のように，取り組みから成果が出るまでに，時間がかかる項目も含まれています。組織がどうあるべきかという理想が「組織図」に現れるように，組織はビジョンに基づいてデザインされる必要があるのです。

6 〈アウトカム〉のカテゴリが
　　低かった場合の一例

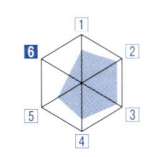

　患者満足度に代表される〈アウトカム〉のカテゴリは，看護実践とそれを支えるマネジメントの出発点であると同時に終着点でもあります。したがって，患者の視点に立ち，〈アウトカム〉こそがもっとも重視されるものと考え，これがしっかりと提供できているかということが評価の基本となります。

　この〈アウトカム〉の設問は問題への対処ではなく，いかに問題が起きないように備えているかという「危機対応」の視点に立っています。

　さらに患者満足度や職員満足度など，サービスを受ける側・提供する側の双方にとって，よいマネジメントがなされているかについても，〈アウトカム〉の評価対象になります。これらの指標は他のカテゴリの成果でもありますから，〈アウトカム〉だけを改善することは難しいかもしれません。

　さらに〈アウトカム〉は，最終カテゴリでありながら，プロセスとして第一のカテゴリである〈計画〉につながる重要なカテゴリです。したがって，〈アウトカム〉の改善を意図するならば，サービスマネジメントに対する意識を〈計画〉のカテゴリの理念や目標の中に取り入れることは有効な対処方法といえるでしょう。

　ここに示したケースはほんの一例にすぎません。多くのパターンや組み合わせが，回答者の数だけ無数にあるはずです。また，それぞれの施設の事情によって対処方法も異なるでしょう。それらについては，例示した基本ケースの解説を応用して柔軟に考えてみてください。

　レーダーチャートの分析を行うときには，単に自分の課題を見るだけではなく，その周辺にある他のカテゴリとの関連性にも着目する必要があります。隣接するカテゴリほど関係は深く，その影響も大きいはずです。

　そして，これらの6つのカテゴリは，連続したプロセスとして示されています。つまり，どこかを1つ改善したら，そのよい影響が次々と広がっていくことになり，よい循環が生まれます。逆

に，何か1つでも致命的な要因があれば，それも次々とカテゴリを巡って悪循環を引き起こします。

しかし，慌てることはありません。1つひとつ丁寧に，課題を克服していけば，人と組織は少しずつでも変化していくはずです。その積み重ねによって，いずれレーダーチャートの形状もバランスのとれたものとなるはずです。その時点で，それがよいマネジメントの実践であり，十分なリーダーシップを発揮したということになるのです。なぜならば，6つのカテゴリの中には対立する概念も含まれており，それらの対立を克服することこそ，リーダーの役割だからです[*1]。つまり，6つのカテゴリの全体を眺めたときに見えてくるバランスこそ，第7のカテゴリである「リーダーシップ」のあり方を示しているのです。

(3) 新たに実践してみる

管理者としての自己の課題が明確になったら，次は実践です。MaINの本来の目的は，課題を克服するための実践を繰り返すことによるマネジメントの質の向上にあり，MaINは，そのためのツールなのです。

すでに触れたように6つのカテゴリは，それぞれに重なり合って複雑に関連し合いながら，一連のプロセスとして示されています。課題を克服するために，もっとも取りかかりやすい部分から手をつければいいのです。それによって，小さくても新たな変化が起こり，状況は確実に変わっていくはずです。

先ほどの例を考えると，しっかりと「部署の目標」を共有して，そこに動機づけがなされれば，自ずと組織には一体感が生まれてきて「職場の人間関係」もよくなるはずです。よい看護を実践したいという欲求は，本来すべての看護師がもっているはずですから，方向が定まれば，組織としてもまとまりやすくなり，学習意欲も高まるはずです。そうなれば，やがて積極的に意見が交わされる創造的なコミュニケーションも実現されることでしょう。

つまり，6つのカテゴリの相関を利用して，これを実践的に改

[*1] それらの対立するカテゴリとは，隣接するカテゴリになります。したがって，対立が対立のまま残っていると，レーダーチャートの形状が「いびつ」になるのです。だからこそ，その形状がリーダーシップを示しうるのです。

善にいかしていくことができるのです。もっとも核心となっている課題に取り組めば，カテゴリの相関に及ぼす影響も大きく，そこから相乗効果が生まれて，マネジメントとしても効果的なはずです。これが，本来の MaIN の使い方なのです。

　たとえば，ある設問で選択肢の1にだけ○があったとします。この場合，次に MaIN を実施したときには2にも○がつけられるよう，2を目標とした具体的な方法を考えるという使い方も可能です。また，選択肢の1と4，2つに○をつけたとします。この場合には，次回は選択肢の2と3に○をつけることができるように，自分の看護マネジメントの見直しをしてみましょう。人によっては，まったく○をつけることができない場合もあるかもしれません。このような場合には，次回は選択肢の1に○をつけることを目標にしてみましょう。何から手をつけてよいのかがわかりにくいマネジメントにおいて，取り組むべき課題がすぐに見えてくることも MaIN の特徴です。

　逆に，すべての選択肢に○をつけた場合はどうでしょう。その人はもしかしたらその設問は簡単すぎると思うかもしれません。このことは，MaIN の設問に関する調査に協力していただいた病院でも指摘されました。MaIN は必要最低限の看護マネジメント指標を集めたものですから，選択肢のすべてが○ということが当然起こってくるのです。そのような場合は，もう一度注意深く1つひとつの設問や選択肢，それに対する回答を見直して，より深い考察をしていただければと思います。自己評価で選択することが可能だと思っている選択肢でも，実は現状に対する認識が異なっていたか，実際は選択するレベルに至ってはおらず，評価が甘かったのかもしれません。このようにして，問題の本質を自ら発見して解決していくプロセス自体も MaIN に期待される教育的な効果の1つなのです。

　そして，本当に問題が解決されたときには，組織の状況は大きく変わっているはずです。その時点で，もう一度，この MaIN に挑戦してみてください。新たな視点による別の課題が見つかるでしょう。そして，そこに MaIN を通して自分自身の成長の軌跡を見ることができるはずです。

3. 設問と選択肢の解説

1 計　画

おもに〈計画〉に関しておうかがいします。

　看護管理者の業務をもっとも簡潔に述べるならば，組織の目標を達成することといえます。そのために，看護管理者はリーダーとして，部署の役割や機能を踏まえながら具体的なマネジメント計画を立て，それを実践していかなければなりません。計画の効果的な実践にはその基盤として，それぞれの病院や施設といった組織の理念が反映されていることが前提になります。そして，そこから具体化された看護部や部署の目標が，スタッフ全員に確実に浸透していることが大切です。計画は目標を達成するための具体的で評価可能なものでなければなりません。実践状況を把握して，これを評価しつつ，次の計画に結びつけていくこともリーダーである看護管理者の責任で行われるものなのです。

　また，サービスマネジメントの視点からは，組織の目標に患者の意見を取り入れる努力を怠らず，さらには，あらゆる段階での実践や評価において，患者満足を高める意識が欠かせません。

　以下の設問への回答に際しては，部署における理念や目標の理解と，それを実現するための計画をどのように実践・評価しているのかを把握しておく必要があります。

1-1 「病院の理念」について，あてはまるものすべてに○をつけてください。

1. 理念が明文化されている。
2. 部署のスタッフ全員が知っている。
3. 部署のスタッフ全員が説明できる。
4. 患者に公開されている。
5. 実際の行動が理念と合致しているかについて意図的に確認する機会を設けている。

■組織の理念は机上のものではなく，組織を構成する一人ひとりの行動に浸透していなければなりません。この設問は，あなたの部署で働くスタッフの「理念」に対する認識の程度を明らかにするとともに，組織の理念と個人の行動を結びつけることの重要性に着目しています。

- ■「理念」とは，その組織のあらゆる実践の基本となる考え方であり，トップリーダーの掲げるビジョンが抽象的なレベルで明文化されたものです。施設がグループを形成しており，そのグループの理念と個々の施設の理念が同じである場合も，組織の理念があると判断できます。
- ■「部署」とは，看護管理者であるあなた自身が指揮の権限をもち，管理責任を負っている組織単位のことです。ここでは病棟や外来を指します。あなたが師長以外(たとえば，看護部長や主任など)の場合は，それぞれが実際に所管している組織の範囲に置き換えて回答してください。
- ■「スタッフ全員」に関しては，入職3か月程度までの新人は含まなくてもかまいません。
- ■「全員」というのはおおむねでかまいません。スタッフ一人ひとりについて，完全に把握してから回答する必要はありません。
- ■「実際の行動」とは，直接的な看護ケアの提供のみでなく，組織の一員としての活動を含めた広い意味での行動を指しています。

〈選択肢を選ぶポイント〉

1. 理念が明文化されている。
    - ・いつでも，誰でもが容易に理念を見ることができれば選択できます。
    - ・ネームプレート・ネームホルダーの裏，壁への掲示等，目に見えるところにあれば置き場所などは問いません。
    - ・予備知識のない新人が見てもわかる平易な表現でなければなりません。

2. 部署のスタッフ全員が知っている。
    - ・全員が完全に暗記している必要はありません。
    - ・多少の記憶違いがあっても，大多数のスタッフが病院独自の理念の存在を知っていて，なおかつ，その内容をおおむねわかっていれば選択できます。
    - ・ここでは，知っているというレベルに達しているかどうかについて回答してください。したがって，理念の詳細な意味まで理解している必要はありません。

3. 部署のスタッフ全員が説明できる。
    - 知っているというレベルではなく，全員が説明することができれば選択してください。
    - 大多数のスタッフが，自分の所属する組織の理念がもつ意味を正しく理解し，同時にそれを明確に自分の言葉で説明できる必要があります。

4. 患者に公開されている。
    - 明文化された理念が，患者が特段の努力をしなくても，目にすることができるようになっていれば選択してください。
    - 患者から理念について説明を求められたとき，必ず誰かが説明できる体制であれば，選択できます。

5. 実際の行動が理念と合致しているかについて意図的に確認する機会を設けている。
    - 理念が形骸化することなく，実践の中にいかされるためには，何らかの具体的な活動が行われていることが必要になります。
    - 1つひとつの行動や実践が理念に合致しているかどうかを，スタッフが深く考える時間を意図的に設定していれば選択できます。頻度や時間の長短は問いません。内容を吟味して選択してください。
    - 確認の機会は意図的であれば，ミーティング時や勉強会などをとらえて行う場合も該当します。あなたが意識して行っているかという点が重要です。

12 「部署の目標」について，あてはまるものすべてに○をつけてください。
1. 目標が明文化されている。
2. スタッフ全員が目標について理解している。
3. スタッフ全員が目標の意図について説明できる。
4. 看護部の目標が具体化されている。
5. 実際の行動が目標と合致しているかについて意図的に確認する機会を設けている。

■ 病院の理念を実際の行動に反映するためには，部署の目標が，理念に基づいて，より具体的に設定されていることが前提とな

ります。この設問は，スタッフの部署の目標に対する理解度と，それが行動に合致することの重要性に着目しています。

〈選択肢を選ぶポイント〉

1. 目標が明文化されている。
    - より上位の概念である病院の理念を受け継いだ上で，その考え方が目標としてより具体的で，実践可能な行動を表す文章として示されていれば選択できます。
    - いつでも，誰もが特段の努力をしなくても，簡単に目標を見ることができれば選択してください。
    - 病院の理念と同様に，ネームプレート・ネームホルダーの裏，壁への掲示等，目に見えるところにあれば場所は問いません。
    - わかりやすい表現で，予備知識のない新人がみてもわかる内容でなければなりません。

2. スタッフ全員が目標について理解している。
    - 「部署」は「病院」よりも一人ひとりのスタッフが直接的にかかわる組織レベルです。したがって，スタッフ全員が「病院の理念を知っている」という状態よりも，さらに実際に行動できるレベルで具体的に「部署の目標を理解している」ことが必要です。あなたの部署のスタッフがこのように目標を理解していれば選択することができます。
    - 多くのスタッフが目標に違和感や疑問を抱いているようであれば，目標そのものに対する理解が不足しているか，目標自体が不適切である可能性があるので見直しが必要になります。このような場合は選択できません。

3. スタッフ全員が目標の意図について説明できる。
    - 意味を理解しているだけでなく，その目標の背景にどのような意図があるのかを，部署のスタッフ全員が説明できる場合に選択することができます。

4. 看護部の目標が具体化されている。
    - 「部署の目標」は，より上位の概念である「看護部の目標」を受けて矛盾なく展開され，具体化された内容になっていなけれ

ばなりません。したがって「看護部の目標」よりも「部署の目標」の抽象度が高い場合は選択できません。
- 「看護部の目標」を具体化する段階でも，「病院の理念」との一貫性が維持されることが必要です。「部署の目標」が結果的に「病院の理念」と矛盾する考え方になっていては，この項目を選択することはできません。

5. 実際の行動が目標と合致しているかについて意図的に確認する機会を設けている。
- 目標が形骸化することなく，実践の中に具体的にいかされている必要があります。そのためには，目標に対する具体的な活動が必要です。
- 1つひとつの行動や実践が目標と合致しているかどうかを，深く考える時間を意図的に設定していれば選択できます。程度や時間の長短は問いません。内容を吟味して選択してください。
- 確認の機会は意図的であれば，ミーティング時や勉強会などの機会に行う場合も該当します。あなたが意識して行っているかという点が重要です。

13 「部署の目標を決めるまでの方法」について，あてはまるものすべてに○をつけてください。

1. 実行ができ達成が可能である内容を部署の目標として考えている。
2. 看護スタッフの意見を取り入れている。
3. 合議制で行っている。
4. 患者の要望・期待を考慮している。
5. 部署でともに働いている他職種の意見を取り入れている。

■ 与えられた目標よりも，自分たちの意見が反映された納得できる目標を決めることで，その目標は自分たちのものとして，より身近にとらえることができます。また，他職種からの意見は問題や課題を多面的にとらえる上でも役に立つものです。同時に，患者からの要望・期待は，提供したケアの結果を反映する直接的で重要な情報となります。この設問は，目標を決定する上で，どこまで多様な意見を取り入れているかに着目しています。

〈選択肢を選ぶポイント〉

1. 実行ができ達成が可能である内容を部署の目標として考えている。
   - 具体的な実施を想定して目標を決定し，さらに，その実践可能性を考慮していれば選択することができます。
   - 目標の決定から，実施，目標達成に至るプロセスを意識して決定していれば選択できます。
   - 段階的な達成状況を想定して，達成可能な具体的目標を決定していれば選択できます。
   - 達成が困難な目標であったり，抽象的で具体的実施がイメージしにくい目標の場合は選択できません。

2. 看護スタッフの意見を取り入れている。
   - 目標を決めるプロセスに現場のスタッフの意見を取り入れていれば選択できます。
   - 実際に意見を聞くだけでなく，その意見が最終的に決定した目標そのものに，何らかの形で反映されていなければ選択できません。
   - 反映されなかった場合には，意見を出したスタッフが，その理由に納得している必要があります。

3. 合議制で行っている。
   - 決定のプロセスが公平で，参加者全員が決定のプロセスを理解し，納得した上での決定であれば選択できます。
   - 少数の意見も無視することなく，しっかりと議論をした上で，少数意見者も最終的な決定に従うという原則が前提とされていれば選択できます。

4. 患者の要望・期待を考慮している。
   - 目標を決定する上で，患者からの期待や要望の実現に向けて，その方法を含めて考慮していれば選択できます。
   - この項目は，患者へのアンケート調査結果など，客観的データに基づいて議論されることが望まれます。しかし，患者からの直接・間接の要望，苦情，提案などの意見や，実際に起こった問題の解決に焦点をあてた目標設定でも選択できます。

- 患者へのアンケートや意見の収集は，病院や施設といった組織全体で行っているものを利用してもかまいません。

5. 部署でともに働いている他職種の意見を取り入れている。
   - 目標設定のために，部署でともに働いている他職種の意見を具体的に聞く機会があれば選択してください。
   - 部署でともに働いている他職種が目標決定の場に参加することが望ましいのですが，具体的な意見が提示されて，それが決定のプロセスに反映されていれば選択できます。
   - 他職種から意見を得る方法については，直接聞く機会を設ける，会議等での意見や文書，メモなど形式は問いません。

14 「部署の目標を達成するための計画」について，あてはまるものすべてに○をつけてください。
1. 目標が個人の行動に反映されている。
2. 達成期限が明示されている。
3. 評価を前提とした具体的計画である。
4. 評価に基づいた見直しがある。
5. 進捗状況を部署外に公表している。

■目標達成のための計画が実効性を伴うためには，スタッフ一人ひとりが部署の目標を自分のものとしてとらえることができなければなりません。さらに，計画に具体性があり，評価方法についても考慮されていることが不可欠です。この設問は，目標実現のために実効性のある計画を設定するための必要事項に着目しています。

〈選択肢を選ぶポイント〉

1. 目標が個人の行動に反映されている。
   - 部署のスタッフの日常的な行動の中に，目標と関連づけられるもの（文書化されていなくてもよい）が具体的に確認できていれば選択できます。
   - スタッフが目標を達成していない場合でも，目標を意識した行動をとっていれば選択できます。

2. 達成期限が明示されている。
　・最終的な目標到達に向けて，計画的な段階を踏んでいる目標設定であれば選択できます。
　・計画全体はもちろん，個別の具体的行動についても，いつまでに，何が，どうなる，という達成期限を含めた目標が明確に定められている必要があります。

3. 評価を前提とした具体的計画である。
　・目標を達成していく計画の中に，評価のポイントが具体的に盛り込まれていれば選択できます。
　・計画の段階から具体的・客観的な評価指標（たとえば数値目標など）が設定されていることが必要です。
　・「気づきがあった」「振り返りのよい機会になった」などの主観的な項目は，評価指標にはなりません。
　・「支援する」「がんばる」「積極的に」などの行為者の気持ちの表現にとどまった記述は，実際には評価が困難です。このように客観的評価が不可能な計画になっている場合には，この項目は選択できません。

4. 評価に基づいた見直しがある。
　・定期的に評価結果を集計し，そのデータが新たな計画に反映され活用されていれば選択できます。
　・計画や評価を実施しただけでは選択できません。その実施結果が次の目標設定にいかされていることが重要です。
　・「思いや気持ちを振り返った」「反省した」「今後の課題としたい」などの感想のみでは，この項目は選択できません。

5. 進捗状況を部署外に公表している。
　・「公表」は，具体的な内容について誰が見ても理解可能な表現で文書化するなど，形にしていることが前提になります。
　・評価も含めた計画の実施・進捗状況を公表する際，客観的で，誰にでも理解できるような方法で記録されていれば選択できます。

1 5 「計画の実践状況の把握」について，あてはまるものすべてに○をつけてください。
1. 責任の所在が明らかになっている。
2. 定期的に報告を求めている。
3. 定期的にスタッフミーティングを実施している。
4. ミーティングに他職種を参加させている。
5. 組織横断的なチームで問題解決にあたっている。

■計画の実践において，情報の共有は目標を達成するために欠くことができません。現在，計画がどこまで進行しているのか，そこで何が問題なのかなどの情報を部署内や他職種との間で共有することで，計画の実践はスムーズになります。この設問は計画における適切な情報のやりとりに着目しています。
■「組織横断的なチーム」とは，特定の目的のために指揮系統(ライン)の異なる人たちで構成された集団を指します。人数の多寡は問いません。病棟師長から見た組織横断的とは，同じ病棟の看護師だけでなく，他の病棟の看護師や他職種，他部門など，病院内のあらゆるメンバーが想定されます。
■あなたが実施状況を把握するために，主体的に活動していることが前提になります。

〈選択肢を選ぶポイント〉

1. 責任の所在が明らかになっている。
   ・実施上の責任の所在や範囲(誰が，どこまで責任をもつのか)が明示されていれば選択できます。
   ・業務の内容によって，最適な責任者が選任されていることが望ましく，その際の責任者の役職は問いません。
   ・最終責任は師長にあるとしても，実施上の責任はスタッフにも分散することが望ましいと考えます。すべての責任が師長にあるという場合は，それ自体が大きな問題です。したがってその場合は選択できません。

2. 定期的に報告を求めている。
   ・何ができていて，何ができていないかなど，進捗状況に関すること，実施段階でどのような問題があったかなど，分析的

　　　　で継続的な報告を求めていれば選択できます。
　・文書，メモ，ミーティングなど，報告の方法は問いません。
　・「順調です」「問題ありません」などの単なる感想ではなく，進捗状況が客観的に把握できる具体的な報告であることが必要です。

3. 定期的にスタッフミーティングを実施している。
　・頻度は問いませんが，誰が何をしているかという具体的な進捗状況の確認を目的としたミーティングを実施している場合には選択できます。
　・ミーティングの参加者によって問題点の抽出と解決方法の模索まで行われるのが望ましいことですが，問題点が明らかになるというレベルでも選択することは可能です。

4. ミーティングに他職種を参加させている。
　・他職種の多面的な視点から実践状況を分析的にとらえて評価していれば選択できます。
　・他職種のメンバーが，ミーティングに同席しているだけではなく，積極的に意見を述べ実質的に参加できるような雰囲気が作られていることが前提となります。

5. 組織横断的なチームで問題解決にあたっている。
　・「組織横断的なチーム」とは，特定の問題への取り組みや，その解決を目指すチームであることが重要で，組織内の公的な存在でなくても選択できます。
　・組織横断的なチームの活動の目的は，多様な視点を確保することですから，部署ごとの具体的実践活動に応じて臨機応変にメンバーを再編成しても選択できます。

1 6 「計画実践の評価」について，あてはまるものすべてに○をつけてください。

1. 具体的数値で客観的に評価している。
2. 質の評価を行っている。
3. コストの評価を行っている。
4. 時間管理を行っている。
5. 評価内容を公表している。

- ■評価することの重要性を理解しても，具体的に何を評価すればよいのかがわからないという看護管理者は少なくありません。この設問は，計画の実践において評価すべき最低限の項目をあげて，これらの項目についての評価実践の内容に着目しています。
- ■「コスト」とは人件費，物品費，施設維持費という金銭的な対価だけではありません。業務に要した時間，間接的に影響を受けたことなどを総合的に検討することが必要となります。

〈選択肢を選ぶポイント〉

1. 具体的数値で客観的に評価している。
   - たとえば，患者とのコミュニケーションを密にするという目標であれば「3時間ごとにラウンドする」など，現状の実践を具体的数値でとらえていれば選択できます。
   - 数字でとらえられない実践についても，評価のための独自の基準を設定して「達成度が何割だったか」など客観的に評価できていれば，選択することが可能です。
   - 「よい振り返りになった」「よい学びができた」という主観的な評価や感想では選択できません。

2. 質の評価を行っている
   - 「できた」「できない」だけでなく，全体のプロセスの中で客観的に実践の質が高いかどうかについて評価していれば選択できます。
   - 「よい実践ができた」「がんばった」など，主観的な評価だけでは選択できません。
   - たとえば，「ミスが減ったかどうか」「引き継ぎの時間が短縮されたのか」「患者からのクレームがどう変わったか」など，日常的な実践の中から指標を設定して，客観的に評価していれば選択できます。
   - 評価のために新たに患者満足度や患者アウトカムの調査などを行う必要はありません。
   - 数が少なくても，また直接的・間接的を問わず，実践の内容の評価ができていれば選択できます。

3. コストの評価を行っている。
- 過度のチェックや安全対策はコストの膨張をもたらすことにもなりかねないので，コストと成果のバランスが常識的な範囲におさまっているかどうかを評価することが必要です。
- 金銭的な対価だけでなく，人的な労働コストについても評価を行っていれば選択できます。

4. 時間管理を行っている。
- 計画に沿って期限を決めて，その期限に間に合うよう作業の進捗状況を適切に判断・見直しを行いながら実践していれば選択できます。
- たとえば，何かを指示するときなどは，いつまでに行うか期限を明確にしていれば選択できます。
- 簡単な工程表を作成するなどして，担当者ごとの進捗状況が管理されている必要があります。
- 厳密に個々の作業に要する時間を測定する必要はありませんが，計画実践に遅れが生じない程度に，定期的に進捗を確認していれば選択できます。
- 評価の中に，時間管理を意識しているとはっきり見てとれる記述があれば選択できます。

5. 評価内容を公表している。
- 誰が見てもわかる状態にまとめて，文書の形で示していれば選択できます。
- 単にデータを蓄積したファイルがあるだけでは選択できません。
- よい悪いだけではなく，評価を分析した結果を知らせていれば選択できます。
- 公表の対象は問いません。部署の内外を問わず，あなた以外の他者に公表していれば選択することが可能です。

1 7　「次期計画への反映」について，あてはまるものすべてに○をつけてください。
1. 達成項目と未達成項目が明確になっている。
2. 未達成項目の原因が明らかになっている。
3. 次の課題が明確になっている。

4. 問題意識が共有されている。
5. 計画に連続性がある。

■ 評価したことや実践の中から学んだこと，反省したことについては，次期計画に反映させなければ，長期の目標を達成することはできません。この設問では評価で分析すべき項目に着目しています。

■ 「次の課題が明確になっている」とは，次の計画に向けて，何をどのように解決すればよいか，そのためにどのようなことが必要か，を検討するための具体的な課題がイメージできていることです。

〈選択肢を選ぶポイント〉

1. 達成項目と未達成項目が明確になっている。
   - この選択肢に先立って，計画段階で明確な目標が設定されている(設問 1 4 の選択肢「2. 達成期限が明示されている」が選択されている)ことが前提となります。そもそもの目標が，達成されたか未達成かが判別できなければ検討することができません。
   - 単に「できた」「できない」という感想を聞いているのではありません。「できたこと」「できないこと」が具体的な項目として明らかになっていれば選択できます。
   - 「努力が足りなかった」「結果は出ていないががんばった」などの主観的な内容や感想だけでは選択できません。
   - この選択肢では項目が未達成であった原因を明らかにすることや，未達成項目の達成に向けた解決方法を把握することは要求していません。それらを検討していなくても選択できます。

2. 未達成項目の原因が明らかになっている。
   - 達成できていない項目について，その主たる原因を分析によって明確に把握できていれば選択できます。
   - この段階では未達成であった項目の解決方法がわからなくてもかまいません。

3. 次の課題が明確になっている。
   - 未達成項目の原因と解決方法が明らかになっていて，次の計画に向けた課題が具体的に示されていれば選択できます。
   - 明確にされた課題は，解決可能なレベルにまで具体化されていなければ選択できません。
   - 問題の解決方法そのものを明らかにすることが次の課題であることもあります。その場合は課題を明確にするために必要な調査研究などを次の課題としてもかまいません。

4. 問題意識が共有されている。
   - 次の計画に向けて不足していることは何か，強化したほうがよいところは何か，などの問題点をお互いが共有できていれば選択できます。
   - たとえば，具体的な計画策定のためのミーティングを開くなど，問題意識を共有するために具体的な行動を起こしていれば選択できます。
   - 問題意識が部署の全員で共有されていなければ選択できません。

5. 計画に連続性がある。
   - 今回の計画に積み重ねる，今回の計画に不足していることを補う，同時に発生している複数の課題について優先度を考慮し順番に解決していくなど，今回の計画と次の計画との間に何らかの連続性があれば選択できます。
   - 計画は，発展的に考えることが必要になります。今回の計画の反省をいかして，次の計画の修正を行っても問題ありません。

18 「患者の意見」について，あてはまるものすべてに○をつけてください。
1. 部署の目標に関連する情報を患者から集めている。
2. 部署の目標の作成に患者の意見を取り入れている。
3. 部署の目標を達成するための計画に患者の意見を取り入れている。
4. 計画実践の評価に患者の意見を取り入れている。
5. 次期計画に患者の意見を取り入れている。

- 設問 1 3 の選択肢「4．患者の要望・期待を考慮している」が選択されていることが前提となります。
- 「患者の意見」とは，一定の合理性がありサービスの質を向上する上で十分理解できるものをいい，根拠のない一時的・感情的な意見は除きます。
- 「部署の目標」とは、それを設定する上で，患者から見てもサービスの質向上につながっていると実感できるものでなければなりません。
- 患者の意見をそのまま取り入れるのではなく，その意見の背景にあるマネジメント上の課題を抽出・分析することでサービスの質向上につなげていくことが大切です。

〈選択肢を選ぶポイント〉

1. 部署の目標に関連する情報を患者から集めている。
   - 部署の目標が患者のニーズに合致しているかなど，目標の妥当性が確認できるような情報を集めている必要があります。
   - 目安箱の設置など，単なる意見の収集だけでは選択できません。
   - 情報を集める方法は，文書・口頭を問いません。

2. 部署の目標の作成に患者の意見を取り入れている。
   - 集められた患者の意見が分析されて，部署の目標の作成段階に反映されていれば選択できます。
   - 目標の達成が，患者満足につながることが大切です。
   - 目標に対する否定的な意見は，自らのサービス提供の考え方についての説得的な主張ができれば取り入れなくてもかまいません。

3. 部署の目標を達成するための計画に患者の意見を取り入れている。
   - 目標の内容だけでなく，目標を達成するための方法や手順，優先順位の決め方にまで患者の意見を反映させていることが必要です。患者からの直接的な意見がない場合でも，患者への配慮が十分なされていなければなりません。
   - 計画は実行性のある具体的なものであることが必要です。漠

然と「様子を見ながら」「臨機応変に」という進め方では選択できません。
- 患者満足を高めるサービスを提供するために，いかにして患者の意見を取り入れるか，さらには，どのような計画を立ててこれを実践するのかという視点が必要です。

4. 計画実践の評価に患者の意見を取り入れている。
   - 計画実践の評価は，設定した目標に対して達成状況を見極めるものですが，その達成状況が患者の満足につながっているかという視点が必要です。
   - 患者がどのような意見をもっているかが重要なので，サービス提供者側の視点だけで評価している場合には選択できません。
   - 評価項目の選定や評価方法の決定にも，患者の意見や患者への配慮を取り入れることが必要です。

5. 次期計画に患者の意見を取り入れている。
   - 長期的な計画を検討する際にも，常に患者の視点を意識し，その意見を実際に取り入れる努力が必要です。
   - 特別に患者の意見を聞く機会を設けていなくても，日頃から耳にしている患者の意見を反映していれば選択できます。

2 動機づけ

おもに〈動機づけ〉に関しておうかがいします。

　組織で掲げた目標を達成するためには，リーダーである看護管理者だけでなく，スタッフの一人ひとりが，主体的に業務にかかわっていく必要があります。したがって，看護管理者がスタッフのやる気をいかに引き出すことができるかが極めて重要になります。そのためには，スタッフが置かれた状況を客観的に把握し対応する必要があります。また，やる気を持続させるためには，報酬や労働条件の面だけでなく，個人のキャリアアップやメンタルヘルスについても考慮する必要があります。さらに，サービスマネジメントの視点からは，高い患者満足度を得られるような，看護師と患者とのよい関係性を築くことから，スタッフを動機づけるマネジメントを考えていきます。

　この〈動機づけ〉のカテゴリの設問は，スタッフが気持ちよく働ける環境が提供されているかどうかを中心に問う内容です。また，個人の成長に対して，どこまで支援しているか，そして能力を適正に評価しているのかという点についても触れています。

2 1 「年間有給休暇取得率（あなたの部署の看護師の平均）」について，もっとも近い数値（小数点以下四捨五入）を選び番号に〇をつけてください。

```
(0～10%)  (11～20%)  (21～30%)  (31～40%)  (41～60%)  (61% 以上)
    0----------1----------2----------3----------4----------5
```

- 休暇の取得率は，単に個人の休みたいという希望が満たされるかどうかという面だけではなく，積極的な自己研鑽の時間の活用を含めた動機づけの観点から設定した項目です。一人ひとりの自由な時間の活用について職場が理解を示して，スタッフが有意義な人生を送れるよう支援することは，組織への親和性を高める視点からも重要になります。この設問では，そのような理解ある職場であるかどうかに着目しています。
- 季節的な変動もあるので年間を通じての値（12か月）で計算してください。

- 古いデータから統計的に調査する必要はありません。入手しやすい直近のデータで計算してかまいません。

2 2 「あなたの部署のスタッフの給与」について，あてはまるものすべてに○をつけてください。

1. 部署スタッフの給与額をおおむね把握している。
2. 部署スタッフの給与額は実際の仕事量に見合っている。
3. 他施設と比較して給与額がどの程度のレベルかおおむね把握している。
4. 部署スタッフの給与に対する満足度を把握している。
5. 部署スタッフの業績や貢献度が給与に反映されている。

- スタッフにとって，報酬は重要な動機づけの要素です。すべてが給与で決まるわけではありませんが，評価を示す具体的な報酬として給与が動機づけに与える影響は少なくありません。
- 管理者として把握しておくべきは，給与額だけではありません。問題はその給与が客観的にどの程度の水準なのかです。労働条件と給与水準とのバランスは，職場の労働環境を判断する重要な材料になります。ここでは，実態としての数値を管理者がどれだけ把握しているかに着目しています。
- 管理者としてスタッフの管理にかかわる情報は個人情報といえども知っておくべき情報です。しかし，病院のシステム上，個人情報として入手が難しい場合には，おおむねの金額を聞きだせるようなコミュニケーションを日頃から十分にとっておくことが望まれます。
- 「おおむね把握している」に該当するためには，まったく給与の見当がつかないスタッフがいないこと，詳細な金額までは知らなくても，それが社会一般の水準から著しくかけ離れていないかどうかを知っていること，が条件になります。
- たとえば，施設内での給与モデルを日頃から作成しておくなど給与の水準を明確にしておくことも必要です。
- スタッフの「業績や貢献度」を評価することは動機づけとして意味があります。個々のスタッフの「業績や貢献度」とともに，スタッフ間のバラつきや，携わる業務の難易度についても考慮することが必要です。

〈選択肢を選ぶポイント〉

1. 部署スタッフの給与額をおおむね把握している。
   - 部署のスタッフの全員について，給与額のおおよそを知っていれば選択できます。
   - 部署のスタッフの給与額が一般的な給与水準と比較して，おおむねどの程度なのかがわかっていればこの選択肢に該当します。給与額が実際どの程度かは，（低くて高くても）問題ではありません。

2. 部署スタッフの給与額は実際の仕事量に見合っている。
   - 把握している給与額が，そのスタッフに課せられた仕事の量に見合っていれば選択できます。
   - 極端に仕事量が多いのに，給与に反映されていないスタッフがいる場合は選択できません。
   - 給与額が仕事量に比して不足していると考えられる状態であっても，そのことを把握して，給与以外の部分でサポートをし，仕事量に見合うような調整が行われていれば選択できます。
   - 仕事量の妥当性については，管理者だけが妥当と考えているようでは選択できません。スタッフから見ても，仕事量の不公平感がないことが前提となります。
   - この場合，純粋な給与額のみを検討してください。給与が少ない分，福利厚生や教育支援体制が充実しているとしても，設問には関係ありません。

3. 他施設と比較して給与額がどの程度のレベルかおおむね把握している。
   - 同じような経験や年齢のスタッフの給与額が，周辺地域の病院など他施設と比較して，どの程度の水準なのかを知っていれば選択できます。
   - 給与水準を把握していれば，実際の給与額が高くても低くても選択できます。

4. 部署スタッフの給与に対する満足度を把握している。
   - 給与についてスタッフから率直な意見を聞くなど，日常的に

情報収集をして，おおまかな満足度を把握していれば選択できます。
・単に給与額が低いから不満ということではなく，人事考課や福利厚生，教育支援体制などを総合的に検討し，その上での給与に対する満足の度合いを把握していることが必要です。

5. 部署スタッフの業績や貢献度が給与に反映されている。
・通常業務以外の社会貢献，研究発表，講演や外部媒体への原稿執筆などを含めて，個人の業績や貢献の内容が明文化されていることが前提です。
・部署スタッフの業績の評価方法や基準について評価者とスタッフの間で合意されており，明文化されていることが前提です。
・業績や貢献度によって昇給する場合や，通常の給与とは別に付加的な手当などがある場合には選択できます。

2 3 「専門性への支援」について，あてはまるものすべてに○をつけてください。

1. 勤務シフトの優遇措置がある。
2. 資格取得などに関する情報提供をしている。
3. 資格取得を奨励している。
4. 専門性をいかす機会を与えている。
5. 専門性が報酬に反映される仕組みとなっている。

■知的好奇心や向上心を満たしつつ，これを支援していくことは，スタッフを動機づける上で，重要なマネジメントの課題となります。
■動機づけの中でも専門性を高めるというキャリア開発の視点を扱っているのがこの設問です。具体的には資格取得や外部研修の受講，進学に対する支援など，その内容は多岐にわたりますが，ここでは管理者の権限で可能な範囲でどこまで行っているかに着目しています。
■「報酬」とは本人の給与(専門職手当など付加的な報酬)のことです。同僚からの賞賛，感謝の言葉なども大切な動機づけ要因ですが，ここには含まれません。

〈選択肢を選ぶポイント〉

1. 勤務シフトの優遇措置がある。
    - 通学，研修・セミナー受講などのために勤務シフトの調整や特別な運用の配慮がなされるなど，学習を支援する状況が整っていれば選択できます。
    - 組織的な取り決めがなくても（制度化されていなくても），実態として勤務シフトの調整等が行われていれば選択できます。
    - この優遇措置に対して，他のスタッフから理解が得られていない場合（たとえば，「強い不公平感」などがある場合）は選択できません。

2. 資格取得などに関する情報提供をしている。
    - 資格取得や研修などの学習の機会に関する情報を常に提供している場合は選択できます。
    - 単に配布された資料を回覧するだけで，実際は受講を認めていない場合や，過度の個人負担が発生するような方式で，実質的に提供した情報が活用されないような状況では選択できません。
    - スタッフからの問い合わせや疑問に対して，あなたが積極的に情報収集・提供するだけでなく，スタッフ自らが情報を得られるような環境を提供している場合も含まれます。

3. 資格取得を奨励している。
    - 本人が希望する方向に能力を伸ばせるよう，キャリアアップの支援として資格取得を奨励していれば選択できます。
    - 資格取得に関する広範囲の情報提供が行われていること（前選択肢の「2. 資格取得などに関する情報提供をしている」が選択されていること）が，この項目を選択する前提となります。
    - 資格の種類は，現在の業務に関連するものであれば，どのようなものでもかまいません。

4. 専門性をいかす機会を与えている。
    - 看護実践において，専門性を発揮する機会が与えられることは，看護職にとって大きなやりがいになります。専門性につ

いては，その部署の中で役に立つ優れた技術であれば，特定の領域に限定する必要はありません。
・身につけた専門的な知識や技術を実践場面で活用するために，自由な時間，場所，立場を与えているなどの具体的配慮があれば選択できます。

5. 専門性が報酬に反映される仕組みとなっている。
・通常の給与とは別に，専門的な技術を保有しているなどの理由で付加的な手当がある場合には選択できます。
・専門性の手当が制度上確保されていれば，その金額は問題になりません。
・手当に相当する昇進などによる対応でも，それが組織の制度として明確になっていれば選択できます。
・昇進などにより，逆に専門性がいかせない立場になった場合（たとえば，専門技術を身につけたにもかかわらず，まったく異なる領域の管理職に昇進したなど）には，専門性と給与の望ましい関係性を欠くことになるので選択できません。

2 4 「スタッフの能力をいかすこと」について，あてはまるものすべてに○をつけてください。
1. 部署内のスタッフの実践能力の得意・不得意な項目をおおむね把握している。
2. 実践能力を発揮するための機会を与えている。
3. 実践能力の評価に客観的な指標を組み入れている。
4. 実践能力を多面的な視点から公平に評価している。
5. 実践能力の評価が給与以外（昇進，表彰など）の報酬に反映されている。

■ 現場での実践を通して得られる自己成長の実感は，多くのスタッフを動機づける上で重要なものです。管理者や同僚からの指摘や助言などは，スタッフが「実践能力」の向上や不足を自覚するのに大切です。何よりもスタッフ自らが実践に対するフィードバックを得る機会があることが重要になります。
■「実践能力」には看護サービスを提供していく上で，一般的に必要とされる実践能力と，部署内で必要な専門性の高い実践能力の両方が含まれます。

■「実践能力」について，どの程度のレベルが求められているのか等についての基準が明確にされていることが前提です。

〈選択肢を選ぶポイント〉

1. 部署内のスタッフの実践能力の得意・不得意な項目をおおむね把握している。
   - スタッフとの個人面接のときなどに，本人から得意・不得意な実践項目について聞いて把握していれば選択できます。
   - スタッフの実践能力を把握するには，本人との会話だけでなく，日常の看護実践場面の観察や，カンファレンス時や事例に対する発言などのさまざまな機会をとらえて，関連する情報の収集が必要になります。

2. 実践能力を発揮するための機会を与えている。
   - 能力を実践にいかすことができる時間や場所が意図的に設定されていれば選択できます。
   - 実践場面において能力が発揮できたかどうかだけでなく，得意な項目を伸ばすための機会を与えている場合や，得意な項目を見つけるための支援をしている場合でも選択できます。

3. 実践能力の評価に客観的な指標を組み入れている。
   - ここでは，日々の看護業務の実践能力に対する評価に焦点をあてています。評価には基準があり，その基準が明確であることが前提になります。
   - 本人からの自己アピール，好き嫌いなどに左右されることなく，明確な基準に対して達成度を判定している場合に選択できます。
   - 「がんばった」「自分なりに満足している」など主観的な評価や，「患者さんが笑顔だった」などの抽象的な評価では選択できません。

4. 実践能力を多面的な視点から公平に評価している。
   - 看護技術だけでなく，「ムードメーカーである」「リーダーシップを発揮している」「看護研究が得意である」「教育的かかわりに優れている」など，客観的に評価できる実践であれば，総

合的なマネジメント能力に評価の範囲を広げてかまいません。
- これらの能力についての評価視点が多様でも，一定の基準があり一貫性が確保されていることが必要です。
- 個人のもっている長所を，管理者の志向や考え方に左右されることなく公平に認めていれば選択できます。

5. 実践能力の評価が給与以外(昇進，表彰など)の報酬に反映されている。
   - 主観的な評価ではなく客観的な基準による評価によって，給与以外(昇進，表彰など)の報酬が与えられていれば選択できます。
   - 給与以外(昇進，表彰など)の報酬は限定されたものではありません。スタッフのやる気やモチベーションを上げる効果として意識して行われていれば，表彰状やカード，記念品などを公式の場で渡している場合等も選択することができます。
   - 評価が目に見えると他のスタッフにもわかりやすく，専門能力をいかすことへの動機づけにもなります。評価の妥当性だけにとどまらず，評価がスタッフの行動強化にどう役立つかを考える視点が欠かせません。

2 5 「個人の目標の設定と評価」について，あてはまるものすべてに○をつけてください。
1. 個人の目標を設定している。
2. 中間面接を実施している。
3. 目標達成度を評価している(含，人事考課)。
4. 目標を組織的にサポートしている。
5. 目標を段階的に設定している。

■ スタッフの一人ひとりが，自らの目標を立てて，その目標を達成することを目指して意欲的に業務に取り組むことは，動機づけの視点からも重要です。管理者としては，教育的な立場から個人の目標設定に対して的確なアドバイスを与えるとともに，その実践に対して組織的に(少なくとも部署のレベルでは)支援していく必要があります。ここでは，評価の視点まで含めて，スタッフの目標管理に着目しています。
■ 「個人」とはスタッフのことをいいます。

- ■「中間面接」とは個人が設定した目標を見直すために，目標設定から評価までの間の適当な時期に行われる面接を指します。単に話を聞くだけでなく，現状の客観的評価に基づいて，目標達成に向けたアドバイスを提供したり，問題解決の方法や工程の見直しを提示したりすることが望まれます。
- ■「評価」は単に，「できています」「まだです」という表面的な進捗の確認で終わるのではなく，どの程度の達成状況であるのかを客観的に把握し，次の実践に向けてのアドバイスに，その分析結果が活用されることが望まれます。

〈選択肢を選ぶポイント〉

1. 個人の目標を設定している。
    - 設定される目標は具体性があり，かつ，期待される結果が明確で，これを段階的に評価することが可能であれば選択できます。
    - 目標が抽象的な場合や，目標に対する達成期限が決められていなければ選択できません。
    - 設定した目標は，個人が納得して意欲をもって取り組めるものであることが必要です。
    - 目標設定の段階で，中間面接時期を含めた目標達成までの工程が設定されていれば選択できます。

2. 中間面接を実施している。
    - 目標に対する達成度について，計画に基づいて段階的に評価する内容の面接であれば選択できます。
    - 思いつきの面接や，立ち話は含まれません。予定を調整し，お互いの合意の上で設定される公式の面接であることが必要です。

3. 目標達成度を評価している（含．人事考課）。
    - 目標の達成度が，客観的な指標で評価（第三者が見ても比較できる）されていれば選択できます。
    - 人事考課を含むことができるのは，目標達成度の評価が客観的で，かつ他のスタッフとの比較が可能な指標が整備されている場合に限ります。

4. 目標を組織的にサポートしている。
   - 目標に対する「サポート」とは，「専門性への支援」（設問 **2 3**）よりも具体的で，日常業務に密接に関連する問題解決に関する協力を含むものです。そのような実践レベルの目標の達成を，組織的に支援する体制が整っていれば選択できます。
   - 個人的な相談に応じることや，手伝い，手を貸すというレベルのサポートだけでは選択できません。
   - 具体的な目標に対して活用できる資源（人，時間，情報，場所，設備，予算など可能な限りのもの）を，実際に使えるような形にして提供していれば選択できます。

5. 目標を段階的に設定している。
   - いきなり高い目標を設定するのでなく，段階を踏んで目標を達成できる設定であれば選択できます。段階的な目標の設定においては，内容だけでなく明確な達成時期をそれぞれに設定することも必要です。
   - 段階的な設定とは，目標の達成しやすさだけでなく，評価のしやすさやサポートのしやすさまで考慮する必要があります。
   - ステップを踏んで成長するという視点があれば，その段階の設定が詳細でなくても選択できます。

2 6 「コミットメントと承認」について，あてはまるものすべてに○をつけてください。
1. スタッフが組織の歴史，社会的役割，設立趣意などを理解している。
2. スタッフが組織の理念の価値を認め，これに共感している。
3. スタッフの長所に注目している。
4. スタッフの長所をわかりやすく本人に伝えている。
5. スタッフの成果や成功体験を他のスタッフに伝達する機会を設けている。

■ 強いコミットメントを得るためには，前提としての動機づけが欠かせません。自らの能力が承認されることによって，組織の価値と自らの価値観を強く結びつけることができます。
■ スタッフに献身的にかかわってもらう――すなわちコミットメ

ントを得るためには，スタッフが組織を十分に理解し，その価値を認めている必要があります。
- ■組織へのコミットメントは，組織の一員として活動する個人の動機づけに関係しており，仕事への意欲とともにその組織での就業継続にも大きな影響を与える要因です。
- ■看護管理者が，コミットメントをもって活動する人を認めることはその個人に対する承認であるとともに，組織へのコミットメントを強化することにもなります。これらの承認は，実際に相手にわかるように意図的に表現することが重要です。

〈選択肢を選ぶポイント〉

1. スタッフが組織の歴史，社会的役割，設立趣意などを理解している。
   - ・組織の歴史，社会的役割，設立趣意などが明示されていることを前提としています。
   - ・その上で，スタッフが組織のことを理解していれば選択することができます。
   - ・理想的とするあるべき姿だけでなく，マイナス評価や過去の失敗についても，隠すことなく明らかにしている必要があります。また，組織についての外部からの評価についても，理解していることが望まれます。

2. スタッフが組織の理念の価値を認め，これに共感している。
   - ・組織の理念を理解しているだけでなく，その価値に共感することによって，組織に対するコミットメントはより強いものになります。
   - ・スタッフが組織理念に対する価値観を自らの言葉で表現したり，他人に説明したりといった言動があれば選択できます。
   - ・組織の理念すべてでなく部分的であっても，おおむね，その組織が好ましいと感じていれば選択できます。
   - ・逆に，1つでも認められない方針や価値があり，それが，そのスタッフにとって耐えがたいものとなっている場合は選択できません。

3. スタッフの長所に注目している。
    - スタッフを承認するためには，欠点を指摘して修正させるかかわりだけでなく，常日頃から個人の長所に関心をもつことが大切です。ここでは，スタッフのよい面に関心をもち，意図的に情報を得ようとしていれば選択できます。
    - あらゆるスタッフに対して，その長所への注目は，公平に行われなければ，逆効果になります。

4. スタッフの長所をわかりやすく本人に伝えている。
    - 心の中で認めているだけでなく，本人に対して伝わるように意図的に，表現していれば選択できます。
    - スタッフが自分自身のこととして理解できるように，言語的・非言語的コミュニケーションスキルを工夫していることが必要です。

5. スタッフの成果や成功体験を他のスタッフに伝達する機会を設けている。
    - スタッフの成果や成功体験を，部署全体や他のスタッフと共有するためには，看護管理者がスタッフの欠点や失敗体験だけでなく，成功体験にも関心を払い，日頃より情報を得て把握していることが前提になります。
    - スタッフ本人だけでなく，部署全体に伝え合う時間をとっていれば選択できます。
    - 特別に時間を設けていなくても，朝の定例のミーティングやカンファレンスなどを活用して，意図的に部署全体に伝達していれば選択できます。
    - 口頭でも文書でもその方法については問いません。

2 7 「メンタルヘルス対策」について，あてはまるものすべてに○をつけてください。
1. スタッフの表情や活気に気を配っている。
2. スタッフの健康状態を把握している。
3. スタッフの業務の負担を軽減するために勤務調整をしている。
4. 組織内にメンタルヘルスを担当する部署がある。
5. 組織外の専門機関を活用している。

- 専門的な能力を常に向上させようと高い意識をもって活動しているスタッフにも，専門職が陥りがちなオーバーロード(過負荷)やさまざまなストレスによって，メンタルヘルスに深刻な影響をきたす場合があります。健全なモチベーションを維持するには，日頃からメンタルヘルスに対する正しい知識をもち，効果的な対策を行うことが必要です。
- 「気を配る」とは，ただ見ているだけでなく，継続的に個々のスタッフを観察し，声をかけて様子を見ることです。
- 個々のスタッフだけでなく部署全体を観察していることが前提です。

〈選択肢を選ぶポイント〉

1. スタッフの表情や活気に気を配っている。
   - 業務の指示だけでなく，日常的にスタッフに声をかけていることが前提となります。
   - 表情や活気は，声をかけたときなど一時的な様子ではなく，継続的な変化を知るような努力がなければ選択できません。
   - 時には，本人に聞くだけでなく，まわりのスタッフの意見を聞く必要があります。

2. スタッフの健康状態を把握している。
   - メンタルヘルスに関連して考慮すべき個人情報(生真面目，コミュニケーションに苦手意識が強いなど)があればそれについて把握していることが望まれます。
   - 病気のサインになることを本人が訴える前に気づいてあげられる，声をかけて様子をうかがう姿勢が必要です。
   - 言葉だけでなく，仕草や様子からも把握するように，日頃から注意している必要があります。

3. スタッフの業務の負担を軽減するために勤務調整している。
   - 就業環境の調整や短時間勤務など，就業管理の中でも明確にメンタルヘルスへの対応として取り組まれているものがあれば選択できます。
   - 実際の業務だけでなく，人間関係や業務以外の生活にともなう精神的負荷にまで考慮していなければなりません。メンタ

ルヘルスに影響するさまざまな負担を軽減するように考慮されていることが必要です。

4. 組織内にメンタルヘルスを担当する部署がある。
   - 担当部署は組織図上に明示されていなくても，看護部門や健康管理部門等の中で，メンタルヘルスにかかわることが明確であり，公表されていれば選択できます。
   - その部署が相談しやすい環境であるかどうかは重要です。プライバシーへの配慮や，相談した事実が不用意に他人に知られないような配慮も必要です。
   - 担当者は必ずしも専門家である必要はありません。実際に相談に応じていて，必要ならば専門家の紹介，連絡調整，勉強会の開催などメンタルヘルスに関する具体的な活動をし，環境改善の役割を業務として担っていれば選択できます。

5. 組織外の専門機関を活用している。
   - 専門機関に相談するための手順が明確になっていて，そのための場所が確保されていることが前提です。また相談に際しては，個人のプライバシーが保護されていることが必要です。
   - 専門家を組織外から招いて講習会を開催するなど，活用の場は組織の内外を問わず選択できます。
   - 問題があったときに，専門機関に相談できるなどの体制が整っている場合のみでも選択できます。
   - 専門機関ではないが，カウンセラーや医師などの組織外の人材を活用している場合も選択できます。

2 8 「患者との関係性」について，あてはまるものすべてに○をつけてください。
1. 患者との面談時や勤務の始まりのときには名前を名乗ることをスタッフに奨励している。
2. 患者・家族からの苦情だけでなく，感謝の言葉を集める仕組みがある。
3. 患者だけでなく，患者の家族からの言葉を集める仕組みがある。
4. 患者満足度の高いスタッフの実践を別のスタッフに紹介している。
5. 患者満足度の高いスタッフの実践知を蓄積している。

■患者対組織としてではなく，患者対看護師として，一対一のよりよい関係性を構築するという視点が重要です。
■相互信頼に基づいた安定した患者対看護師の関係性は，患者とスタッフの相互によい影響を与え，特にスタッフにとっては職務遂行への大きな動機づけになります。
■感謝の言葉など，ポジティブな反応は積極的に集めて伝えるようにしなければ，(クレームなどのネガティブな反応に比べると)伝わりにくい情報です。
■よい関係から高い患者満足が得られている場合は，その知識を共有して広めていくことも必要です。

〈選択肢を選ぶポイント〉

1. 患者との面談時や勤務の始まりのときには名前を名乗ることをスタッフに奨励している。
   ・組織的なサービスの提供も重要ですが，それ以上に，スタッフに名前を名乗らせることで，自らがサービスを提供するという意識をもたせることがマネジメント上重要になります。
   ・決まり文句としてではなく，その患者に合わせて，患者の目線で名乗ることが必要です。
   ・患者がスタッフを名前で呼びやすいように接するという基本的な姿勢と，患者のすぐ近くまで行き自分の名前を名乗るという具体的な態度の両方を含みます。

2. 患者・家族からの苦情だけでなく，感謝の言葉を集める仕組みがある。
   ・感謝の言葉を分析することで，いかなるサービスが提供されて喜ばれたかが明らかになります。
   ・投書箱の設置などでも選択できます。ただし，その投書箱が単なる苦情処理として使われるのではなく，批判やクレーム以外の肯定的な意見や感謝の言葉も集められる仕組みになっていなければ選択できません。
   ・感謝の言葉を集める仕組みとは，投書箱に投書する内容として苦情だけでなく，よかった点なども含めて書いてもらえるよう患者や家族に説明されている場合などのことです。
   ・アンケートの実施や窓口案内，口頭での受付，WEB上での

収集など，多様な方法で集められていることが望まれます。

3. 患者だけでなく，患者の家族からの言葉を集める仕組みがある。
   ・患者だけでなく，家族からも具体的な意見が集められる仕組みであれば選択できます。
   ・意見を集めるための具体的仕組みのことが，家族にも伝えられていて，広く認識されていることが前提となります。

4. 患者満足度の高いスタッフの実践を別のスタッフに紹介している。
   ・患者満足度を測定するための客観的な指標があり，それを用いて満足度調査を実施していることが前提となります。
   ・スタッフの実践内容に対する患者の満足度を，管理者が把握していることが前提です。
   ・患者満足についての判断は，管理者の好みやスタッフの評価だけに依存するのでなく，患者からの直接の反応や客観的指標等を含む複数の情報に基づいて行われることが必要です。
   ・患者満足度の高いスタッフの実践を積極的に広め，その共有・活用のための取り組みを行う場所や時間を確保している場合に限り選択できます。

5. 患者満足度の高いスタッフの実践知を蓄積している。
   ・感謝の言葉，患者満足度調査の結果などが，分析されていることが前提になります。
   ・事例（エピソード）の背景も含めて語られたものが文章などの記録として，活用可能な形で整理され保管されている場合に選択できます。
   ・組織内で実践されて患者満足度が高かった具体的ケア提供方法などを研修や学習会等で共有し，参加したスタッフが実践の中で継続的に活用・改善している場合に選択できます。

3 教育

おもに〈教育〉に関しておうかがいします。

　看護管理者は組織を効率よく運営しつつ，質の高い看護を実践していくために，スタッフを育成していかなければなりません。組織にとって，優れた人材を育成することは，もっとも重要な課題の1つです。同時に，外部から得た新たな知見を組織の内部で積極的に活用したり，組織に属する個人の優れた知識や技術を，組織のメンバー全員が共有し，実践できるように広めたりすることも，看護管理者にとって欠くことのできない大切な役割となります。

　また，医療サービスの質向上，さらには結果としての患者満足の向上のためには，医療現場における業務実践を通じた経験的な学習が欠かせません。組織的な学習を通じて身につけた知識や技術を速やかに共有して，これを実践にいかしてこそ，均質なサービス提供が可能になります。

　スタッフ自身にとっても，充実した社会生活を送り，組織内で自らが成長していくことや，サービスの質向上への貢献に価値を見出せるようになることが重要です。看護管理者が，スタッフに教育的な支援を行うことで，こうした価値ややりがいを与えることができるのです。

3-1 「学会・研究会への参加（発表以外）へのサポート」について，あてはまるものすべてに○をつけてください。

1. 経済的支援の制度がある。
2. 勤務調整が可能である。
3. 知見を院内や部署内で発表する機会がある。
4. 知見を実践に活用する機会がある。
5. 知見を実践に活用できるよう支援している。

■学会や研究会などに参加し，最新の知識や技術を取り入れることは，実践の質の維持と向上という視点から重要です。学会や研究会などへの参加に対する（少なくとも部署のレベルでの）組織的なサポートは，教育に対する具体的行動として欠かせないものになります。

■ここでは，外部からの知識を取り入れるというだけでなく，得られた知識を内部で普及させるという点にも着目しています。
■「経済的支援」とは，学会や研究会への参加を出張扱いとすることや，交通費の支給，参加費や資料代の一部あるいは全額の支給などを指します。

〈選択肢を選ぶポイント〉

1. 経済的支援の制度がある。
    ・休暇を取らなくても出張扱いでの参加が可能，交通費や参加費の支給がされるなどの中で，1つでも，また部分的にでも，何らかの経済的支援の制度が設けられていれば選択できます。
    ・組織の制度として存在しても，申請が出しにくかったり，許可が下りにくかったりなど，実際にはさまざまな障害があり活用できない場合は選択できません。

2. 勤務調整が可能である。
    ・原則として勤務調整が可能であれば，結果として調整できていない場合があっても選択することができます。
    ・制度としては認められていても，調整の申し出ができる雰囲気が作られていないため，実際には勤務調整ができないという場合は選択できません。
    ・たとえば，学会参加前日の夜勤を調整するなど，休暇だけでなくその人の勤務シフトに配慮をすることも必要です。

3. 知見を院内や部署内で発表する機会がある。
    ・知識や技術を学んできた人がその知見を部署内に広めるためには，それを提示する機会とともに一定の環境が確保されることが必要です。参加者が「落ち着いて」学べる時間と場所が意図的に設定されていれば選択できます。
    ・発表する時間の長さは問いません。
    ・発表する機会については，伝達講習や発表会などに設定を限定する必要はありません。
    ・資料を回覧するだけでは選択できません。

4. 知見を実践に活用する機会がある。
   - 新しい知見を業務の中に取り入れて実践する場所や時間などを，意図的に作っていれば選択できます。
   - 個人的な取り組みだけでは選択できません。個人の取り組みを支援するための(少なくとも部署のレベルで)組織としての機会の提供が行われていれば選択できます。

5. 知見を実践に活用できるよう支援している。
   - 実践の質を向上させるための具体的な支援であれば，その規模の大小にかかわらず選択できます。
   - たとえば，実践に必要な器材を購入する場合に資金面で支援をしたり，勉強会開催のために時間や場所を提供したりといったことが，具体的な支援の内容として想定されます。
   - 「学会で得た知識を積極的に活用しましょう」のように，声をかけてやる気を喚起するだけの活動では選択できません。

3 2 「院外教育・研修へのサポート」について，あてはまるものすべてに○をつけてください。

1. 経済的支援の制度がある。
2. 勤務調整が可能である。
3. 知見を院内や部署内で発表する機会がある。
4. 知見を実践に活用する機会がある。
5. 知見を実践に活用できるよう支援している。

■ここでは学会や研究会などの最新情報・知識の獲得に限定せず，基礎的な看護実践能力の向上やキャリアアップのための教育的配慮を含めた幅広い学習の機会を想定しています。これらの機会を活用したスタッフの活動に，組織的なサポートを行っているかどうかに着目しています。

〈選択肢を選ぶポイント〉

1. 経済的支援の制度がある。
   - 前設問 3 1 の選択肢1と同様に，休暇を取らなくても出張扱いとして参加が可能，交通費や参加費の支給がされるなどの中で，1つでも，また部分的にでも，何らかの経済的支援

の制度が設けられていれば選択できます。
- 組織の制度として存在しても，申請が出しにくかったり，許可が下りにくかったりなど，実際にはさまざまな障害があり活用できない場合は選択できません。
- 長期間にわたる研修の場合には，休職制度が設けられているかどうかも条件として追加されます。

2. 勤務調整が可能である。
    - 前設問 3 1 の選択肢2と同様に，原則として勤務調整が可能であれば，調整できていない場合があっても選択することができます。
    - 制度としては認められていても，調整の申し出ができる雰囲気が作られていないため，実際には勤務調整ができていないという場合は選択できません。
    - たとえば，研修参加前日の夜勤を調整するなど，休暇だけでなくその人の勤務シフトに配慮をすることも必要です。

3. 知見を院内や部署内で発表する機会がある。
    - 前設問 3 1 の選択肢3と同様に，知識や技術を学んできた人がその知見を部署内で広めるためには，それを提示する機会とともに一定の環境が確保されていることが必要です。参加者が「落ち着いて」学べる時間と場所が意図的に設定されていれば選択できます。
    - 発表する時間の長さは問いません。
    - 発表する機会については，伝達講習や発表会という設定に限定する必要はありません。
    - 資料を回覧するだけでは選択できません。
    - 基礎的な研修の受講でも，その中に新しい知見が含まれている場合もあり，さまざまな機会をとらえて組織内部でそれを広める活動は重要です。また，後輩への指導も含めて，発表することによる担当者自身への教育効果も期待できます。そのためにも，一定の時間と場所が確保されていることが必要になります。

4. 知見を実践に活用する機会がある。
    - 前設問 3 1 の選択肢4と同様に，新しい知見を業務の中に

　　　　取り入れて実践する場所や時間などを，意図的に作っていれば選択できます。
・個人的な取り組みだけでは選択できません。個人の取り組みを支援するための(少なくとも部署のレベルで)組織としての機会の提供が行われていれば選択できます。
・実践的な知見に関しては，該当スタッフに指導的な役割をとらせるなど，獲得した知見を現場の実践でいかす機会が与えられていれば選択することができます。

5. 知見を実践に活用できるよう支援している。
・前設問 3 1 の選択肢5と同様に，実践の質を向上させるための具体的な支援であれば，その規模の大小にかかわらず選択できます。
・たとえば，実践に必要な器材を購入する場合に資金面で支援したり，勉強会開催のために時間や場所を提供したりといったことが，具体的な支援の内容として想定されます。
・「研修で得た知識を積極的に活用しましょう」のように，声をかけてやる気を喚起するだけの活動では選択できません。
・該当するスタッフに指導的な役割をとらせるなどの工夫をした上で，管理者から当事者にどのようなサポートが必要かたずねるといった能動的なかかわりを意識的に行うことも必要になります。

3 3 「部署スタッフの研修・学会・研究会等への参加割合」に関して，部署で過去1年間に院内外の研修(参加が義務づけられているものは除く)・学会・研究会等へ参加した**延人数の全スタッフ数に対する割合**について，もっとも近い数値(小数点以下四捨五入)の番号に○をつけてください。

(0～15%)　(16～30%)　(31～45%)　(46～60%)　(61～75%)　(76% 以上)
　　0──────1──────2──────3──────4──────5

■ここでは，院外・院内を問わず，さまざまな知識を獲得する機会への参加度について質問しています。参加割合は，スタッフ1人について年間1回参加すれば100%として考えます。基本的には参加割合が多いほうが望ましいととらえることができま

すが，キャリアの段階や専門性によって必要とされる研修会の頻度などにも差があるため，一律に回数を決める必要はありません。ここでは延人数として算出してください。
- 組織の人員に余裕がなく，研修会などへの参加が不可能とされる場合は，教育以外の側面の見直しが必要になる場合もあります。

3 4 「組織内の委員会の委員を引き受けている部署スタッフの割合」について，もっとも近い数値(小数点以下四捨五入)の番号に○をつけてください。ただし計算式は以下としてください。

【委員を引き受けている看護職員の延人数】÷【(年度初めと年度末の平均)在籍部署内看護職員数】×100

(0～30%)　(31～50%)　(51～70%)　(71～80%)　(81～90%)　(91%以上)
　　0 ---------- 1 ---------- 2 ---------- 3 ---------- 4 ---------- 5

- 組織内の委員会も，通常業務とは異なる役割を経験することで，スタッフにとって新たな知見を得る貴重な場となります。
- 特に専門性を求められる委員会は，キャリアアップとも密接に関連することになるため，管理者として教育的な配慮が欠かせません。
- ここでは，特定のスタッフに偏ることなく，それぞれの専門性をいかせるような教育的配慮を行いながら，組織内の委員会への参加を促しているかに着目しています。
- 「組織内の委員会」とは，組織としての目的を達成するために企画され，活動時間が確保されている委員会を指します。問題解決や新しい知見を得ることができる知的な活動であれば部署の内外を問いません。
- 「委員」はそのグループの構成メンバーで公式な役割のある人のことで，オブザーバーとしての参加は該当しません。
- 計算は上記の式を用いてください。
- 名称は「委員会」でなくても「ワーキンググループ」や「プロジェクト」などでもかまいません。しかし，単なる作業の分担であるような活動の場合は数に含まれません。

3 5 「院内研修プログラム」について，あてはまるものすべてに○をつけてください。
1. スタッフの意見が反映されている。
2. 選択制である。
3. 新卒看護師教育プログラムがある。
4. 内容が定期的に更新されている。
5. 講師を含めて外部の人材活用をしている。

■病院・施設などの組織内教育を具体的に形にしたものが院内研修プログラムです。組織内で独自に行っている教育活動で，具体的なプログラムを指します。名称は院内教育プログラムに限定するものではありませんが，ここでは質の高いプログラムを実施しているかどうか，あるいは質向上のための努力が具体的に行われているかに着目しています。
■「選択制」とは，複数のコースやプログラムが用意されていて，自分が必要と考える研修を自らの判断で自由に選択して受講できる方式をとっていることを意味します。
■「外部の人材」とは部署外ではなく組織外の人を指します。

〈選択肢を選ぶポイント〉

1. スタッフの意見が反映されている。
   ・企画・テーマの選定，講師の選定，学習スタイルなどが一方的に決定されるのではなく，プログラムの企画段階から実践段階に至るさまざまな場面で，受講するスタッフの意見が反映されている場合に選択できます。
   ・スタッフの要望以上の充実したプログラムを提供していることが明らかな場合でも，何らかの形で受講者の意見が企画に加味されていることが必要です。

2. 選択制である。
   ・基礎知識や重要度の高い研修が段階的に設定されていて，受講の必要性をスタッフが十分に理解している場合には，すべてのプログラムが選択制でなくてもかまいません。
   ・画一的なプログラムの受講が義務化され，個人の関心に基づく自由な受講が制限されているようでは選択できません。

3. 新卒看護師教育プログラムがある。
   - 新卒の看護師を対象とした，基礎的な知識・技術を学べる教育プログラムが用意されていれば選択できます。
   - 目的が明確で，十分に知識・技術が習得できるものであれば，教育期間の長さや，集合研修，OJT など研修の方式は問いません。

4. 内容が定期的に更新されている。
   - 古い知識を繰り返し教えるのではなく，研修の中身が時代に応じた新しい内容へと常に更新されていれば選択できます。
   - 講義の内容だけでなく，カリキュラムや講師，プログラム運営全体の見直しなどが行われ，定期的に更新されていることが必要です。

5. 講師を含めて外部の人材活用をしている。
   - その研修内容に最適な人材を，組織の内外を問わずに講師として活用したり，教育企画等について指導を受けたりすることなどが実践されていれば選択できます。
   - 具体的な講義内容だけでなく，外部の講師を選定する際にも，スタッフからの意見が反映されていることが望まれます。
   - 内部に特定の知識・技術に優れた専門家がいる場合は，あえて外部の人材を活用する必要はありません。

3 6 「部署でスタッフが自発的に行っている勉強会」について，あてはまるものすべてに○をつけてください。

1. 開催を奨励している。
2. 部署外や院外との交流がある。
3. 場所が確保されている。
4. 継続的・定期的に実施している。
5. 資料代等の支援がある。

■「部署でスタッフが自発的に行っている勉強会」は，スタッフの仕事に対する意識を把握する上で重要な意味をもっています。自ら企画し実施するということは，非常に高いモチベーションが必要です。したがって，組織から提供される勉強会に参加するよりも，高いレベルの教育的効果があります。ここでは，自

発的に行われる勉強会の実施状況と，それに対する組織的な（少なくとも部署のレベルでの）支援状況に着目しています。
- ■「継続的・定期的」とは，ここでは最低年1回以上の開催で，将来的にも継続しようとする意図があることを意味します。
- ■「資料代等」は勉強会に必要なコピー費，図書購入費などを含んだものです。

〈選択肢を選ぶポイント〉

1. 開催を奨励している。
   - 勉強会のために特定の場所を用意したり，時間を具体的に設定したりということはなくても，勉強会を開催することを積極的に認めていれば選択できます。
   - 勉強会の時間を作るために，業務を早く切り上げるなどの調整を行うことを認めていない場合は選択できません。
   - 自主的に開催することを促すような雰囲気があることが必要です。しかし，それが義務的になっていたり，負担になったりしているようでは選択できません。

2. 部署外や院外との交流がある。
   - 院外の人物がメンバーとして勉強会に参加する，勉強会の成果などについて外部の人たちと意見交換するなど，部署の外部の人との接触があれば選択できます。参加の方法，頻度は問いません。
   - 外部の人は，学識経験者でも同業者でも職種は問いません。異なる背景をもつ人の視点が入っていることが重要です。

3. 場所が確保されている。
   - 自由で活発な議論を行うためには，一定の環境が確保されていることが重要です。学習に集中できる場所が確保されていれば選択できます。
   - 勉強会活動のための専用のスペースを用意する必要はありません。会議室などを使用してかまいません。
   - たとえば，空いている病室を使うなど，もともと学習や会議のために用意されていない場所で行っている場合には選択できません。

4. 継続的・定期的に実施している。
   - 目的が明確で統一性のあるテーマを扱う，シリーズを構成しているなど，継続性を意識して開催していれば選択できます。
   - 特定の個人の思いつきで不定期に開催されたり，単発で終わったりするのでなく，実施予定がはっきりしていて，計画的なプログラムがあることが望まれます。

5. 資料代等の支援がある。
   - 教材として使う資料のコピーや図書購入等の費用に対する，何らかの金銭的支援があれば選択できます。
   - 一定割合の自己負担があってもかまいません。

3 7 「知識・スキルの共有（院内外）と活用」について，あてはまるものすべてに○をつけてください。
1. 専門書・専門誌を活用している。
2. 手順やマニュアルを活用している。
3. 新しい知識を獲得するプログラムがある。
4. 配属2年目以降でもケアの方法・手順に関する知識を共有するシステムがある。
5. ベテランの技など言葉で伝えにくい経験的な看護技術が共有・実践されている。

■実践的な知識やスキルの維持と向上のためには，その共有と活用に対する具体的な取り組みが欠かせません。この設問は，日常業務の中で，知識やスキルを共有する機会があるか，また，そのようにして得られた知識をどのように更新しつつ活用していくかに着目しています。

〈選択肢を選ぶポイント〉

1. 専門書・専門誌を活用している。
   - 部署における看護実践と関連した内容の専門書・専門誌がいつでも手に取れる場所にあることが前提になります。
   - インターネットを使って文献や関連情報を収集している場合にも選択できます。
   - 雑誌類であれば継続的な購入，書籍であれば定期的に新しい

ものが補充されるなど，専門書と専門誌の質を確保することが望まれます。
- 事典やハンドブック類が病棟内に置いてある，というだけでは選択できません。専門書・専門誌から得られた知識や情報が，実践に何らかの形でいかされていれば選択できます。

2. 手順やマニュアルを活用している。
- 実践で行われている看護の手順を，マニュアルの形に整えて，共有し，活用していれば選択できます。
- 特定のスキルを共有するためには「何をする」だけではなく，「どのようにするか」という方法が必要になります。手順やマニュアルもそのような細かく具体的な内容のものでなければ選択できません。
- 手順やマニュアルは定期的，または必要時，最新の情報を取り入れて更新されていなければ意味がありません。マニュアルがあっても情報が古くなっている場合には選択できません。

3. 新しい知識を獲得するプログラムがある。
- 新しい医療機器の導入や新しいケア技術が開発された場合，速やかにこれを取り入れて，組織内で普及できる体制が整えられていることが前提となります。
- その上で最新の技術や知識，スキルなどを身につけることに配慮がされている教育プログラムがあれば選択できます。
- 組織全体の教育プログラムだけではなく，病棟で独自にプログラムを行っているという場合でも選択できます。
- 集合教育の形式をとらなくても，実践の中で指導する形式でかまいません。ただし，その場合は自主的な指導ではなく，組織的にプログラムとして位置づけられた指導でなければ選択できません。

4. 配属2年目以降でもケアの方法・手順に関する知識を共有するシステムがある。
- 新人だけでなく，配属2年目以降のスタッフにも，常に最新の基本的なケア方法や手順を学べるシステムやプログラムがあれば選択できます。

5. ベテランの技など言葉で伝えにくい経験的な看護技術が共有・実践されている。
　・看護管理者は，誰が「ベテランの技」をもっているかを把握している，あるいは，それぞれのスタッフがもっている独自の優れた技術について把握していることが前提となります。
　・言葉で伝えにくい経験的な看護技術の特性（たとえば，実践の場を共有する必要があるなど）を理解していることが前提になります。
　・言葉で伝えにくい経験的な看護技術を積極的に広め，その共有・活用のための取り組みを行う場所や時間を確保している場合に選択できます。
　・業務の中でベテランの技を共有し，普及させていくような実践のあり方が工夫されていることが必要です。
　・たとえば，意図的に新人とベテランの技をもつスタッフでペアを組み，実践の機会を設けることで，優れたスキルを共有できる可能性が高まります。このような取り組みが意識的にできていれば選択できます。

3 8 「サービスラーニング」について，あてはまるものすべてに○をつけてください。

1. ケア提供チームの人員構成に教育的な配慮がある。
2. 患者の受け持ちについて教育的な配慮をしている。
3. スタッフが自分の実践から学べるように，働きかけをしている。
4. 定期的に事例検討を行い，日常の業務にいかす努力をしている。
5. スタッフの指導の効果的な方法について最新の知識を得るための情報収集を行っている。

　■「サービスラーニング」とは，社会貢献活動（地域におけるボランティア活動）を通じた経験的な学習方法をいい，欧米を中心に広まってきた考え方です。ここでは，その意味を限定的に用いています。すなわち，医療サービス現場における業務実践を通じた経験的な学習として，サービスラーニングを位置づけています。
　■ここでいう「サービス」とは，顧客である患者とサービスの提供者である看護師との間で，ケアの実践を通じた相互作用によって生み出される価値をいいます。

- ■「自分の実践」とは，あらゆる看護業務を指すものではありません。サービスの対象である患者を想定した実践に限られます。ただし，患者を想定したサービスの実践であれば，ケアの現場における実践でも事例検討でもかまいません。
- ■「事例検討」の内容は，専門的・特殊な技術ではなく，誰もが関係する日常的なケアの実践に関するものが望まれます。直接的な内容だけでなく，間接的にでもサービスの質を改善する内容であれば対象としてかまいません。

〈選択肢を選ぶポイント〉

1. ケア提供チームの人員構成に教育的な配慮がある。
   - ・サービス提供の場を教育の場としてとらえていて，優れたサービス提供の方法や技術を組織的に共有するという意図があれば選択できます。
   - ・単にベテランと新人を組み合わせているだけの場合は選択できません。したがって，誰がどのようなサービススキルをもっているかを把握していることが前提となります。
   - ・一時的なチームでもかまいませんが，サービス実践の場を共有していなければ選択できません。
   - ・業務量に対して人員が少なすぎる場合など，省察的な取り組みができない場合は選択できません。

2. 患者の受け持ちについて教育的な配慮をしている。
   - ・受け持ち患者の状態や特性に応じて求められるサービススキルが，担当看護師の向上すべきサービススキルと関連性がある場合に選択できます。
   - ・受け持ちの期間は短くてもかまいません。
   - ・サービスの提供は個人で実践しても，チームで実践してもかまいません。
   - ・具体的なサービス提供というかかわりがあれば，看護提供方式は問いません。

3. スタッフが自分の実践から学べるように，働きかけをしている。
   - ・単に声をかけるだけでは選択できません。スタッフに，患者へのサービス提供を通じた具体的な学びがある場合のみ選択

可能です。その際，管理者は，スタッフの自発的な学びを促進するように，主体性を妨げないかかわりを意識して行う必要があります。
- 実践現場が質の高い学びの場になるためには，周囲への働きかけが具体的であることが重要です。学びの時間を十分に確保しているか，必要な知見が得られるように専門性の高いスタッフをそばに配置しているか，さらには，質の高いサービスが提供され続けるような業務展開を行っているかなどが該当します。
- サービスに関する文献や情報の提供も含まれます。

4. 定期的に事例検討を行い，日常の業務にいかす努力をしている。
  - 検討される事例がサービスの提供に関することでなければ選択できません。
  - 単なる勉強会や発表会では選択できません。
  - 得られた知見が一般化され，特別でない通常のサービス提供の方法として部分的にでも実践されていれば選択できます。しかし，その優れたサービスが特定の人の実践に限定され，他のスタッフは情報として知っていてもまったく実践していない場合には選択できません。

5. スタッフの指導の効果的な方法について最新の知識を得るための情報収集を行っている。
  - 単に教育に関する雑誌を購読しているだけでは選択できません。人材育成のために，管理者としてどのような指導が効果的かという視点で情報を集めていることが必要です。
  - 見聞きしただけの知見でも，実践を通じて効果が検証される可能性の高い内容であれば，選択できます。
  - 看護の領域だけでなく，一般的な企業の事例などにも収集の範囲を広げていることが望まれます。

4 コミュニケーション

おもに,〈コミュニケーション〉に関しておうかがいします。

コミュニケーションにおいて重要となる良好な人間関係は,お互いの信頼関係によって成立しています。良好な人間関係の確立とコミュニケーションの質は,それぞれが互いに大きく影響し合っているのです。看護管理者にとってスタッフとの信頼関係を築くことは,結果的に,コミュニケーションの質を高めることになります。

また,良好なコミュニケーションの実現の過程で,患者との信頼関係を構築していくことによって,質の高いサービスを提供していくことも可能になります。すなわち,サービスマネジメントの視点からも,あらゆる段階・方面でのコミュニケーションに関心をもつことが必要になります。患者満足を高めるかかわりは,多面的かつ,良好な人間関係を基盤として提供されるのです。

以下の設問に対しては,自分自身の日頃のコミュニケーション方法を思い浮かべ,客観的に一定の視点で回答する必要があります。これによって,自分自身の行動の変化や考え方の推移をつかむことができます。

4-1 「スタッフから申し出のあった個人面接」について,あてはまるものすべてに○をつけてください。
1. 面接時間をあらかじめ告げている。
2. 面接場所の設定には気をつけている。
3. 両者の都合のよい時間を設定している。
4. 一方的に話し続けないようにしている。
5. 相互理解が得られている。

■「スタッフから申し出のあった個人面接」とは,看護管理者からスタッフに対してアクションを起こすのではなく,スタッフから看護管理者に対して申し出があって行われる個人面接のことをいいます。ここでは,スタッフ自身が管理者に聞いてもらいたい課題を抱えている場合,どのように配慮をしているかに着目しています。

■「個人面接」とは,看護管理者とスタッフが目的をもって一対一

で対話することを指します。
■「面接」という言葉ではなく,「話し合い」「相談」などの名称でも同様に考えて回答してください。

〈選択肢を選ぶポイント〉

1. 面接時間をあらかじめ告げている。
    ・面接を始めるときに,「今回の面接はだいたい30分にしましょう」「15時から1時間以内で終了します」など,面接にかけることが可能な時間を告げていれば選択できます。
    ・機械的に設定時間を伝達するのではなく,面接の予定時間を告げることで相手の予定を尊重する態度を示すことが重要になります。したがって,相手のスタッフの合意があれば,面接時間を延長してもかまいません。

2. 面接場所の設定には気をつけている。
    ・内容を他の人に聞かれる心配をしなくてよい,話しているところを他のスタッフや患者やその家族に見られないよう病室やナースステーションから離れているなど,面接するスタッフのプライバシーに配慮し,お互いが面接に集中できるような場所を意識的に設定していれば選択できます。
    ・すべての面接が場所の設定に留意すべきとは限りません。勤務中にそのスタッフに声をかけて,その場で軽く話をしても問題がない場合もあります。しかし,そのような面接はこの設問にはあてはまりません。

3. 両者の都合のよい時間を設定している。
    ・看護管理者にも面接を申し出たスタッフにも都合のよい時間をあらかじめ調整して取り決め,十分に話し合える体制を意図的に確保していれば選択できます。
    ・スタッフに対して,何の予告もなく突然「今から面接をしましょう」と声をかけるなど,看護管理者の都合だけで面接の時間を設定している場合は選択できません。

4. 一方的に話し続けないようにしている。
    ・管理者が一方的に話を続け,スタッフが自分の意見を口にす

ることができないような場合には選択できません。
- スタッフの話をさえぎることなく，その発言の終わりまで聞くことを意識していれば選択できます。
- スタッフの話をより詳細に聞くための質問や，確認のための要約などを何度も行う場合でも，自分が話すよりも相手の話を聞くことに重きを置いていれば選択できます。
- スタッフを説得しよう，または納得させよう，考えを正そう，という管理者の思いばかりが先行している場合には選択できません。

5. 相互理解が得られている。
- スタッフの話す内容と意図を理解できたか，さらにスタッフの立場や視点を理解していることをはっきりと示しているかなど，お互いの主張や考えを相互に確認する具体的な行動がある場合に選択できます。
- 相互理解は異なる意見や価値観が存在しても，それを踏まえて互いの考えを理解し合うことをいいます。意見の一致は必ずしも選択の条件ではありません。
- 面接後，そのスタッフとの関係がおおむね良好に保たれる場合や，次回の面接をスタッフが積極的に希望するなどの行動が見られる場合は選択できます。

4 2　「部署内での看護職と他の職種との連携」について，あてはまるものすべてに○をつけてください。
1. 組織横断的なチームがある。
2. 他職種との問題解決の場がある。
3. 他職種と協働して問題解決を実践している。
4. 職種間の交流または合同の研修がある。
5. 部署を越えて活動する役割を担う看護師がいる。

■看護はチームによって行われる実践であり，その多くは看護師だけではないさまざまな職種の人々との協働作業となります。そのために，それぞれの能力をいかしながら質の高いケアを提供していくための，十分なコミュニケーションに基づいた連携が欠かせません。ここでは，効果的な連携のための実践に着目します。

〈選択肢を選ぶポイント〉

1. 組織横断的なチームがある。
   - 「組織横断的なチーム」とは，ある共通の目的のために指揮系統の異なる人たちで構成された集団をいいます。ここでは，よりよいケアを提供するという目的で，さまざまな職種の人たちが集まったチームを想定しています。
   - 組織横断的なチームを構成する具体的な職種や，その割合，人数は問いません。看護師と看護以外の職種の人が最低1人でも参加していれば該当すると考えてください。
   - 組織の制度として確立されていなくても，プロジェクトチームとして編成した実績があり，現在も必要に応じてその編成が可能であれば選択できます。

2. 他職種との問題解決の場がある。
   - 看護職と他の職種の人が互いに意見を交わし，実践における問題解決のための活動をする時間や場所を意図的に設定していれば選択できます。
   - 異なる職種が対等な立場で，お互いの視点を尊重し合いながら創造的な対話ができる雰囲気がなければ選択できません。
   - 常に特定の職種や個人の指示に他のメンバーが従うような場合には選択できません。

3. 他職種と協働して問題解決を実践している。
   - 特定の課題に対して，分担協力するだけではなく，互いの長所をいかしてかかわり合う過程を経て，ともに問題を解決していれば選択できます。
   - 他職種の力を借りずに問題解決が可能である場合であっても，問題解決に向けて協働で取り組んでいない場合は選択できません。
   - 協働して問題解決にあたることにより，看護師にはない，新たな他職種の視点を活用することが期待されています。

4. 職種間の交流または合同の研修がある。
   - 具体的な問題解決だけではなく，日常的に対話を交わすような関係が保たれていれば選択できます。

- コミュニケーションを円滑にするという目的があれば，業務から離れた，さまざまな場での交流も含めて考えてください。
- 合同の研修とは，特定の職種を主とする研修に例外的に参加をするというレベルではなく，他職種間の協働を実践するための研修を意図しています。

5. 部署を越えて活動する役割を担う看護師がいる。
   - 「部署を越えて活動する役割を担う看護師」とは，たとえばリソースナース，リンクナース，リエゾンナースなどと呼ばれる看護師のことを指します。
   - 役割や人数に関係なく，そのような看護師が存在していれば選択できます。
   - その看護師の活動が円滑に進むように，その具体的な役割が組織内で十分に認知されていることが前提になります。
   - その看護師の特殊性・専門性などに十分配慮して，明確な権限の委譲と，自由な活動が保障されていなければ（名ばかりで，他の看護師と同じ業務を行っているようでは）選択できません。

4 3 「師長間の連携」について，あてはまるものすべてに○をつけてください。
1. 情報共有の場がある。
2. 相互にサポートし合っている。
3. スタッフの人的交流をしている。
4. 部署間の連携が仕組みとして確立している。
5. 合同での勉強会・カンファレンスを実施している。

■師長はスタッフに比べて人数も限られており，さまざまな課題を自分の中に抱え込んでしまう傾向が強いようです。師長がお互いに協力関係を築いておけば，心強いばかりか相乗効果でよりよいマネジメント実践が可能になるはずです。ここでは，師長間でどのような連携を行っているかに着目しています。

〈選択肢を選ぶポイント〉

1. 情報共有の場がある。
    - 互いに情報を共有できる時間を意図的に設定して，対話の場をもっていれば選択できます。
    - 会議のような公式な場だけでなく，情報共有が可能になる場があれば選択できます。
    - たとえば，一緒にお茶を飲みながら話す機会があるとか，電子メールのやりとりをしているなどでもかまいません。情報共有のためにこれらを日常的に活用していることが重要です。

2. 相互にサポートし合っている。
    - 師長が互いに相談ができる関係で，問題解決のためには惜しみなく協力するという関係を維持していれば選択できます。
    - 経験年数が異なる場合で，一方的に相談を持ちかける（持ちかけられる）ことが多い関係であっても，互いの立場を尊重し合って協力するのであれば選択できます。
    - 部分的に関係が良好でない人がいる場合も，全体としてお互いがサポートできていると判断できれば選択してください。

3. スタッフの人的交流をしている。
    - 教育的な目的を含めてコミュニケーションを高めるために，部署間でスタッフの積極的な交流をしていれば選択できます。
    - たとえば短期間の異動などでも，マネジメント上の意図をもって行っていれば選択できますが，マンパワー確保（欠員を補填するための応援など）を主要な目的とする異動の場合には選択できません。

4. 部署間の連携が仕組みとして確立している。
    - 師長同士の個人レベルの連携ではなく，組織のシステムとして部署を越えて互いに連携できるルールが確立していれば選択できます。
    - ルールの中身は問いませんが，そのルールが組織内に浸透していなければ選択できません。

5. 合同での勉強会・カンファレンスを実施している。
  - 連携を促進するためのカンファレンスや勉強会を，意図的に合同で実施していれば選択できます。
  - 共通の課題を取り扱って，具体的な問題解決につながる内容になっていることが望まれます。
  - 開催頻度は問いませんが，継続的に行われていなければ選択できません。
  - 勉強会などは，その実施自体が制度化されていなくても，お互いのスタッフ間で自主的に行われている実態があれば選択できます。

4 4 「部署内の対話の場（スタッフカンファレンスや病棟会など）」について，あてはまるものすべてに○をつけてください。

1. 定期的に開催されている。
2. 話し合いのために自由に使用できる場所がある。
3. 開催・参加を奨励している。
4. 結果が周知されている。
5. 実践にいかされている。

■部署内でのコミュニケーションが円滑でなければ，チームとしての業務は滞ってしまいます。ここでは，明確な目的をもったスタッフカンファレンスや病棟会を想定して，その対話の場が有効に機能しているかどうかに着目しています。

〈選択肢を選ぶポイント〉

1. 定期的に開催されている。
  - 部署内での対話は継続的に行うことに意味があります。意図的な対話の機会を定期的に設ける取り組みが続いていれば，その開催頻度に関係なく選択できます。
  - 開催されるカンファレンスなどの規模は問いません。目的が明確で，そこに必要な人間が集まっている状態が継続されていれば，少人数でも関係なく選択できます。

2. 話し合いのために自由に使用できる場所がある。
  - 十分な広さや明るさが確保されて話しやすく，周囲に気兼ね

なく意見交換ができるなどの環境が整えられていれば選択できます。
- 病棟から極端に離れたところではなく，病棟で何かあればすぐに行くことができる場所（実践の場に近い場所）に，一定のスペースと落ち着ける空間が確保され，物理的にも精神的にも参加しやすい条件が整っていることが重要です。

3. 開催・参加を奨励している。
- 開催・参加を促すことは必要ですが，それが強制になっている場合には（またはそのような雰囲気であっても）選択できません。
- 開催する時間は何時からであっても選択できますが，勤務時間内であることが望まれます。
- スタッフカンファレンスなどへの参加自体が，勤務扱いになるなどの配慮があることも望まれます。

4. 結果が周知されている。
- 話し合いの内容を組織のメンバー全員に伝えるための具体的な取り組みが，何らかの形で行われていれば選択できます。
- たとえば文書にして閲覧・保存するだけでなく，チームで実践すべきこととして，さまざまな場面で具体的な実践内容を共有することも含まれます。

5. 実践にいかされている。
- 話し合いが形だけのものでなく，実践に使えるような具体的な内容の議論が行われ，その結果が示されていることが前提になります。
- 話し合った結果が，行動指針としてまとめられたり，マニュアルとして整備（あるいは改訂）されたりするなどして活用されていれば選択できます。
- 実践に反映された結果，期待される成果を得られたかどうかまでは問いません。

4 5 「対話の場（スタッフカンファレンスや病棟会など）の雰囲気」について，あてはまるものすべてに○をつけてください。
1. スタッフの意見が取り入れられる。

2. 討議しやすい場所に配慮している。
3. 問題意識を共有できる。
4. 立場よりも個々の意見の重要性が優先されている。
5. 参加が強制されていない。

■円滑なコミュニケーションのための対話の場には，メンバーが主体的にかかわり合いながら，積極的に知識を出し合って問題解決をはかるような雰囲気が求められます。この設問では，よい雰囲気を作るために，どのような配慮がなされているかに着目しています。

〈選択肢を選ぶポイント〉

1. スタッフの意見が取り入れられる。
   ・すべてのスタッフが対等な立場から気軽に言いたいことを発言し，それぞれの意見が尊重されるような状況になっていれば選択できます。
   ・毎回，同じ人が一方的に発言し，他の人が発言できないような場合は選択できません。
   ・全員の発言を促す役割をとるスタッフが自然発生的に決まるような，活性化した意見交換であることが望まれます。

2. 討議しやすい場所に配慮している。
   ・前設問 44 の選択肢 2 と同様に，十分な広さや明るさが確保されて話しやすく，周囲に気兼ねなく意見交換ができるなどの環境が整えられていれば選択できます。
   ・病棟から極端に離れたところではなく，病棟で何かあればすぐに行くことができる場所(実践の場に近い場所)に，一定のスペースと落ち着ける空間が確保され，物理的にも精神的にも参加しやすい条件が整っていることが重要です。

3. 問題意識を共有できる。
   ・スタッフ同士で，同じように問題に取り組むことができる信頼関係が構築された上で，十分なコミュニケーションがとられていれば選択できます。
   ・議論の対象となる問題の特性によっては，それを理解するた

めに一定の経験を積んでおくことが必要になる場合があります。したがって，経験の浅い新人や，経験の種類が異なるメンバーに対しては，その人たちにも理解できるような配慮がなされる必要があります。

4. 立場よりも個々の意見の重要性が優先されている。
   - 互いに相手の立場を尊重して，それぞれの意見が大切にされていることが前提となります。
   - 問題解決や質の向上を実現する上で，有効かつ本質的な意見こそが最優先されるべきだという価値観が，対話を構成するスタッフ間にあれば選択できます。
   - 先輩・後輩，上司・部下という立場によって意見が尊重されたり，軽んじられたりする場合には選択できません。

5. 参加が強制されていない。
   - スタッフが自主的に参加したいという意識をもっていれば選択してください。
   - 不参加の場合のペナルティなど，参加を厳しく義務づけられる場合や，強制はしていなくてもそのような雰囲気が強い場合は選択できません。

4 6 「部署内での患者情報の共有・伝達」について，あてはまるものすべてに○をつけてください。

1. 各勤務間の患者情報の引継ぎ項目に一定の基準がある。
2. 電子カルテがある。
3. 電子カルテでは伝えきれない情報の共有手段をもっている。
4. 他職種との情報共有の方法がある。
5. 共有方法の見直しを定期的に実施している。

■ 看護実践におけるあらゆる議論の前提として，正確に患者情報が共有されることが必要です。しかし，それらの情報はあまりにも膨大で，すべてを記憶することは現実的ではありません。したがって，情報の選別を的確に行いつつ，電子カルテなどのツールも活用しながら，多面的に情報共有を行い看護実践にいかす必要があります。

■ ここでは具体的な引継ぎから電子カルテの活用までさまざまな

方法を用いて，さらには職種を越えて，患者情報を共有しているかどうかに着目しています。

■「カルテ」とは診療記録のことであり，診療録，処方せん，手術記録，看護記録，検査所見記録，エックス線写真，紹介状，退院した患者にかかわる入院中の診療経過の要約，その他の診療の過程で患者の身体状況，病状，治療等にかかわる情報の記録物をいいます[*1]。

■「電子カルテ」とは，前述の診療情報を電子的に統合管理・記録する情報システムをいいます。

〈選択肢を選ぶポイント〉

1. 各勤務間の患者情報の引継ぎ項目に一定の基準がある。
   - 伝達もれがなく，必要最低限の情報を引継ぐことが可能な基準があれば選択できます。
   - 申し送り基準の内容が明確に文書化されていなくても，慣習化されていれば選択してください。
   - どのような基準で引継ぎをするのかを，部署のスタッフ全員が理解していなければ選択できません。

2. 電子カルテがある。
   - 施設内の患者のカルテがすべて電子化され，施設内全体で情報の共有を行っている場合には選択できます。
   - 部分的にカルテが電子化されている場合(たとえば，医師のオーダリングシステムや医事会計システムのみの電子化)には選択できません。
   - 電子カルテがあっても，紙やその他の記録媒体に情報が分散し，整理されていない場合は選択できません。

3. 電子カルテでは伝えきれない情報の共有手段をもっている。
   - たとえば，特定の看護技術についてチームを組んで経験を共有する場を設けるなど，電子カルテでは伝えきれない情報を共有する手段が，組織的に(少なくとも部署レベルの一定の

[*1] 平成15年6月10日厚生労働省：「診療に関する情報提供等の在り方に関する検討会報告書」における定義より引用しました。

ルールとして)確立している場合に選択してください。
- 必要に応じて,引継ぎの際に口頭による詳細な状況を付加的に伝えている場合も選択できます。

4. 他職種との情報共有の方法がある。
- 他職種が電子カルテを閲覧する以外にも,看護職と他職種が協働する場を設けて情報共有をしていれば選択できます。
- 直接対面しての情報共有が望ましいのですが,明確な連絡ルートが制度化されて,文書(書式が決まっているほうが望ましい)によって情報をともに活用する仕組みがあれば選択できます。

5. 共有方法の見直しを定期的に実施している。
- 情報共有のための手段について,常に工夫して改善に努めていれば選択できます。
- 見直しの頻度については問いません。実践現場での情報共有や伝達の円滑化を重視して,継続的な改善・効率化に取り組むなどの努力をしていれば選択できます。

4 7 「患者の家族とのかかわり」について,あてはまるものすべてに○をつけてください。

1. コミュニケーションを促進するために,患者の家族について知る努力をしている。
2. 師長として,毎日,患者の家族と直接話をする機会を作っている。
3. 患者の家族の疑問に対して十分に説明している。
4. 患者の家族が医師とコンタクトがとれるように配慮している。
5. 患者の家族の相談に応じられる十分な時間をとっている。

■ ケアの現場におけるコミュニケーションの重要性は,ケアを提供する者の間だけの問題ではありません。ケアを受ける立場の患者や家族とのコミュニケーションも同様に重要になります。円滑なコミュニケーションを通じて,対象者との信頼関係を構築し,安心できる医療サービスを提供することは管理者の大切な役割です。

■ 専門職には説明責任が求められますが,説明する際には何を伝えるかだけでなく,どのように伝えるかということも極めて重

要な要素になります。
- ■「患者の家族」とは配偶者や子供だけでなく，患者にとって重要な近しい関係にある人のことを指します。
- ■ここでは，患者の家族と看護管理者との関係性や，コミュニケーションを円滑にするための意図的な取り組みに着目しています。

〈選択肢を選ぶポイント〉

1. コミュニケーションを促進するために，患者の家族について知る努力をしている。
   - 具体的には，患者と単にあいさつを交わすだけではなく，患者との会話の中から家族のことを知るような問いかけをしていれば選択できます。
   - 時間の長さは問題ではありません。相手を知ろうとする姿勢を重視しています。
   - 患者が家族のことを聞かれても安心できる，信頼できると感じられるような接し方が好ましいです。
   - 逆に，必要以上に詮索することは避けなければなりません。

2. 師長として，毎日，患者の家族と直接話をする機会を作っている。
   - 直接声をかけたり会話を交わしたりする相手が，家族の特定の人に固定される必要はありません。毎日，患者の家族の誰かと接触する機会を作るよう心がけていれば選択できます。
   - 実際には，毎日話をしていない場合でも，時間があれば会話をするように心がけているというだけでも選択できます。
   - 会話時間の長さは問いません。しかし，ただ何となく挨拶をしているだけの場合や，事務的な伝達を行っているだけでは選択できません。

3. 患者の家族の疑問に対して十分に説明している。
   - 質問された内容に，質問者が十分に納得できるまで説明している場合に選択できます。
   - わかりやすく言葉に配慮して，質問者が知りたいことに十分に答えるようにしていれば選択できますが，一般の人にとって難解な専門用語をそのまま使って説明している場合は選択

できません。
- 一度の説明で十分な納得を得ることを意味するものではありません。場合によっては，質問者の理解度や状況に応じた十分な説明を繰り返し行うことが大切になります。

4. 患者の家族が医師とコンタクトがとれるように配慮している。
- 医師と患者の家族との連絡調整を行い，両者が円滑にかかわることができるように，意図的に取り組んでいる場合に選択できます。
- 患者や家族の聞きたいことや言いたいことを代弁したり，医師の話をわかりやすく伝えるなど，双方の意思の疎通を助けていれば選択できます。
- 自分自身が調整困難な場合，他のスタッフが医師と患者の家族との連絡調整を行うことを支援したり，その必要性をスタッフに指導している場合にも選択できます。

5. 患者の家族の相談に応じられる十分な時間をとっている。
- 患者の家族からの相談に対して，家族が十分納得するまで時間をとっていれば選択できます。
- 相談されたその時に，長時間の話し合いをすることだけが十分な対応ではありません。患者の家族の状況に応じて（短時間の面接対応が効果的な場合も含めて），時間調整を工夫しながら意図的にかかわっていく管理者の対応が重要になります。
- 問題解決や不安の解消などの成果がない場合には選択できません。

4-8 「患者とのかかわりの支援」について，あてはまるものすべてに○をつけてください。

1. 患者とのコミュニケーションスキルの手本を示している。
2. 言語的だけでなく，非言語的コミュニケーションの重要性を伝えている。
3. スタッフが患者の疑問に対して，十分な理解につながる説明を行う時間がとれるよう配慮している。
4. 実践的なコミュニケーションスキルを向上させるための学習の場を設けている。

5. 多様な価値観をもつ患者と円滑なコミュニケーションをもつ
ための学習の場を設けている。

■専門職に求められる説明責任は，説明の受け手である患者やその家族が，どのような疑問や不安，考えをもっているのかを的確に把握することを前提とします。その実現には，コミュニケーションスキルに関する正しい理解とともに，コミュニケーションスキル向上のための実践的な学習機会をもつことが不可欠です。
■ケアの対象者や関係者との円滑なコミュニケーションを実現するには，コミュニケーションスキルについて，スタッフの自発的研鑽と同時に，管理者による多角的な取り組みが計画的・継続的に行われることが必要です。
■学習の場とは，外部研修への参加や施設内での研修会の開催以外にも，日々のカンファレンスや病棟単位での小規模の勉強会など，具体的なスキルアップにつながる実践内容が意図的に学習される機会を意味しています。
■ここでは，患者やその家族とスタッフの間のコミュニケーションを円滑にするために行っている取り組みの，具体的な内容に焦点をあてています。

〈選択肢を選ぶポイント〉

1. 患者とのコミュニケーションスキルの手本を示している。
   ・患者とのコミュニケーションスキルの学習機会は，正式に設定された講習会や外部研修への参加だけに限定されるものではありません。管理者自らが率先して，実践の手本を示すことは，多くのスタッフに直接影響を与える学習の機会となります。
   ・手本として示すべきコミュニケーションスキルとは，コーチングやアサーションなどコミュニケーションスキルとして確立した手法に限定しません。
   ・日常の実践現場において，穏やかな表情やゆっくりとした会話速度，はっきりとしたわかりやすい言葉などの小さな工夫を盛り込んだコミュニケーションを，スタッフの学習につなげる意図をもって管理者が実践していれば選択できます。

- 患者への直接の対応を見せるだけでなく，職場における他の職種等とのコミュニケーションにおいても，管理者が率先して有効なコミュニケーションスキルを活用した実践を行うことが，スタッフに多くの示唆を与えます。

2. 言語的だけでなく，非言語的コミュニケーションの重要性を伝えている。
   - 対人コミュニケーションにおいては，言葉による表現とともに，表情や動作，態度，声といった非言語的コミュニケーションが極めて重要になります。コミュニケーションの非言語的側面の重要性に言及していれば，特別に勉強会や研修の機会を設定する必要はありません。
   - メッセージをどう伝えるかを考える際には，メッセージの受け手である患者やその家族がどのように受け止めるかという視点が欠かせません。この点からも，メッセージの受け手の印象を左右する非言語的コミュニケーションは重要です。このことをスタッフに伝えていれば選択できます。

3. スタッフが患者の疑問に対して，十分な理解につながる説明を行う時間がとれるよう配慮している。
   - 円滑なコミュニケーションの実現には，コミュニケーションスキルの向上と同時に，そのスキルが発揮できるように，実践環境を整備することが不可欠です。ここでは，管理者がスタッフと患者の良質なコミュニケーションのために，現実的な説明時間の確保をしていれば選択することができます。
   - 十分な説明や話し合いのための時間が必要な患者を受け持つ場合には，それを考慮してスタッフを配置することなども含まれます。
   - 説明に対する患者の十分な理解や同意には，説明を受ける側の視点に立ったかかわりが必要です。その実現には，時間的に余裕をもった介入プランや業務内容の調整が，管理者によって具体的に推進されることが大切です。

4. 実践的なコミュニケーションスキルを向上させるための学習の場を設けている。
   - コミュニケーションスキルの向上には，理論を理解している

だけでなく，具体的スキルや行動のノウハウを知り，行動につなげることが必要です。
- 学習に実践的な演習を取り入れたり，状況に合わせて判断し行動したりするようなプログラムが用意されているかが問われます。
- 学習プログラムは短い手軽なものでかまいません。意図的に企画されて時間と場所が設定されていることが必要です。

5. 多様な価値観をもつ患者と円滑なコミュニケーションをもつための学習の場を設けている。
   - 質の高いコミュニケーションを実践するには，メッセージを伝える方法を理解しているだけでなく，患者の多様性を理解し，相手の文脈で物事を想像する能力が必要です。
   - 患者の多様な価値観を理解し，コミュニケーションスキルの向上をはかるには，指導者がスタッフの主体性を妨げないように意識的にかかわることが重要になります。
   - 状況に応じた判断に基づいて行動したり，自らの実践を振り返り，自身で課題を見出したりするような学習の機会が得られるかどうかが問われます。
   - 学習プログラムは長時間にわたる研修や外部講師を招聘するようなものである必要はありません。意図的に時間と場所が設定されていればかまいません。
   - たとえば，ケースカンファレンスなどの際に，管理者がファシリテーターとして，参加者の意見を引き出したり，合意形成を促すことで相互理解を深めるようなサポートをすることで，効果的な学習の場が提供されることが期待されます。

5 組　織

おもに〈組織〉に関しておうかがいします。

　組織は，目標の実現のために立てた計画の速やかな実施や，円滑なコミュニケーションが実現できるような仕組みになっていなければなりません。その病院や施設で，いかなる指揮系統の下で，誰がどのような職務を実践するかを公式に定め，これを図示したものが「組織図」です。組織図とは，いわば組織の地図のようなものです。

　しかし，効率的な指揮系統の実現は，最終的には患者への最適なサービスの提供を実現するためのものです。したがって，外部の知識を取り入れたり，患者のニーズを速やかに取り入れたりする開放性も欠くことのできない機能です。

　以下の設問では，あなたが所属する病院や施設の機能を多面的にとらえた上で，自分が統括する部署の各業務の責任者と責任範囲を理解しているか，そして看護管理者の組織運営上のさまざまな取り組みについてたずねています。

5 1　「看護部の組織図」について，あてはまるものすべてに〇をつけてください。
1. 組織図がある。
2. 組織図がすぐ確認できる場所にある。
3. 組織図をスタッフ全員が理解している。
4. 組織図と指揮系統が一致している。
5. 組織図から各業務の責任者・責任範囲が読み取れる。

- ■看護部全体の活動を効率的に展開し，機能が十分に発揮できる仕組みを作ることが大切です。組織図は業務がスムーズに流れるように，各業務の範囲や責任の所在がどこにあるのかを明確にしていることが必要です。また，それが実際の業務の流れと一致していなければなりません。
- ■この設問は，看護部の組織図があるかというだけでなく，その組織図が十分に機能を果たしているかにも着目しています。

〈選択肢を選ぶポイント〉

1. 組織図がある。
   - 各業務の責任者と責任の範囲が書き記されていれば選択できます。図である必要はありません。
   - 公式なものでなくても，病院全体で認知されており，文章や図として目に見える形で存在していれば選択できます。
   - 定期的に改訂され，常に最新のものに更新されている必要があります。

2. 組織図がすぐ確認できる場所にある。
   - 部署に不慣れな新人も含めて，誰もが，すぐに確認できる場所にあれば選択できます。
   - どこからでも見やすいように壁に掲示されていても，文字が小さくて見にくかったり，情報が更新されていない場合には選択できません。

3. 組織図をスタッフ全員が理解している。
   - 組織図とは何を示しているのか，どのような意味があるのか，また組織図に示されているそれぞれの部署の関係性を，業務の流れの中でスタッフ全員が理解していれば選択できます。

4. 組織図と指揮系統が一致している。
   - 組織図で示した指揮系統(ライン)が業務の流れと一致していれば選択できます。
   - 指揮系統(ライン)を無視して，イレギュラーな指示が日常的に発生している場合は選択できません。
   - 緊急時など所属部署以外の上司から命令を受ける場合でも，命令を出した上司が直属の上司に対して連絡・了解を求めるなどのルールが規定されていれば選択できます。

5. 組織図から各業務の責任者・責任範囲が読み取れる。
   - 各部署の業務の範囲，責任者が誰か，その責任の範囲について，組織図に基づいて説明できれば選択できます。
   - 組織図について，単に部署名や指揮系統を述べるだけでは選択できません。

5 2 「病院の組織内倫理委員会」について，あてはまるものすべてに○をつけてください。

1. 組織内倫理委員会が存在するかどうかを知っている。
2. スタッフからの提案などが，倫理委員会に取り上げられている。
3. 師長が倫理的問題を提示するなど委員会を活用している。
4. 倫理委員会に患者やその家族が参加できる。
5. 倫理委員会の決定が臨床に反映されている。

■今日の医療現場において，倫理的な問題とどのように向き合い，施設全体でどのように取り組んでいくかは大きな課題です。倫理的な問題について検討する場があれば，さまざまな情報を共有し解決策や最善の選択肢を得ることができます。組織内の人間だけでなく，患者やその家族からの問題提起も大切です。

■そうすることによって，検討された内容が特定の人に限定されることなく，組織全体にも周知され，倫理的問題に対応することのできる健全な組織として発展していくことが可能となります。

■ここでは，組織内倫理委員会に期待される機能がどこまで実践されているかに着目しています。

〈選択肢を選ぶポイント〉

1. 組織内倫理委員会が存在するかどうかを知っている。
    ・組織内に倫理委員会が存在していなければ選択できません。
    ・倫理委員会という名称ではなくても，組織内の倫理的な問題について検討することを目的とした組織内の公的な集まりがあって，あなた自身がそのことを知っていれば選択できます。

2. スタッフからの提案などが，倫理委員会に取り上げられている。
    ・倫理委員会自体が，問題解決の場として位置づけられていること，組織として積極的な活用が推奨されていること，さらに，倫理委員会で検討される内容が，治験や臨床研究以外の臨床の倫理的問題も扱っていることが前提となります。
    ・倫理委員会の委員以外のスタッフが，問題提起などの形で意見を述べることが可能で，有効な提案であれば議題として取り上げられる場合には選択できます。

- 提案を取り上げて議論の対象とすることが重要であり，議論の結果，新たな提言や規定などが採択されなくても選択できます。
- 制度として倫理委員会に対する提案が可能な場合でも，実態として意見を述べやすい雰囲気作りができていなければ選択できません。

3. 師長が倫理的問題を提示するなど委員会を活用している。
   - 師長が委員会を倫理的な問題解決の手段として，具体的に活用する行動をとっていれば選択できます。
   - 委員会のメンバーでなくても，倫理委員会へ問題を提示し検討を要請することができなければ選択できません。

4. 倫理委員会に患者やその家族が参加できる。
   - 患者やその家族に対するさまざまな配慮（プライバシーの確保，秘密保持など）があり，これが周知されていることが前提となります。
   - 患者やその家族に関係のある課題について議論される場合に，当該患者やその家族が倫理委員会に参加することが可能であれば選択できます。
   - その場合，患者やその家族が，当事者としての意見を述べられることが望ましいのですが，オブザーバーとしての参加でも選択できます。

5. 倫理委員会の決定が臨床に反映されている。
   - 倫理委員会での決定が，回覧される，報告されるなど，組織全体に伝わる仕組みになっていて，さらに，その決定が臨床で行動できる程度に具体性のあるものであれば選択できます。
   - 倫理委員会の議論の結果，施設全体に影響のある新たな提言や規定などが策定される場合も選択できます。

5 3 「部署を円滑に運営するための取り組み」について，あてはまるもののすべてに○をつけてください。
1. 看護要員の職務内容を意識的に振り分けている。
2. 部署の責任者として立場を明確にしている。
3. 見直しも含めて部署のルールを決定できる。

4. 部署のルールを他職種に対しても徹底させる立場にある。
5. 問題があれば看護提供方式・勤務形態等を柔軟に変更できる。

■部署の円滑な運営のためには，スタッフ一人ひとりが，自分は部署の一員として何をすればよいのか，そのために自分自身にどのような責任があるのかを理解している必要があります。したがって，スタッフ一人ひとりの役割分担と部署としてのルールを明確にすることが大切です。そして，それらをスタッフ全員に理解させることも管理者の責任となります。ここでは，スタッフ個人の役割の明確化を中心に，組織運営の効率化が実践されているかどうかに着目しています。

■「看護要員」とは看護師，准看護師，看護助手など看護実践を行う職種を指します。

〈選択肢を選ぶポイント〉

1. 看護要員の職務内容を意識的に振り分けている。
   ・スタッフ一人ひとりの経験年数，経験内容，個人の希望や適性等を考慮して職務内容の振り分けを行っていれば選択できます。
   ・職務内容の振り分けは，単にスタッフの相性を考慮した調整にとどまるのでなく，あくまでも部署の目標を達成するための計画に基づいて行われていなければ選択できません。
   ・職務を振り分けた結果，部署の運営の効率が悪くなるようであれば選択はできません。ただし，挑戦的な課題を与えるなど，スタッフへの教育的効果を期待して意図的に行う場合は，その限りではありません。

2. 部署の責任者として立場を明確にしている。
   ・責任者として，業務上の報告・連絡・相談を，いつ，どのような場合に行ってほしいかを部下に伝えていることが前提となります。
   ・自分が統括する部署のルールについては，指揮系統（ライン）の異なる他職種に対しても遵守させることができれば選択できます。ただし，これは部署のスタッフと他職種とが共同で業務を実践する場合で，行為の内容についての責任が自らの

部署にある場合に限ります。
- 実施責任は部下に委譲することがあっても，結果についての責任は師長が負うという立場を明確にしつつ，それを周知していれば選択できます。
- 師長の業務内容等が明確に文書化されている場合でも，スタッフに対して自身の責任者としての役割や立場を表明する機会を意図的に設けていなければ選択できません。

3. 見直しも含めて部署のルールを決定できる。
   - 管理者が自らの権限で部署のルールを決定して，これをスタッフに周知していれば選択できます。
   - 部署のルールが明文化されておらず，慣例や，その時々の状況によって流動的にルールが変わるなど，透明性が確保されていない場合には選択できません。
   - ルールが明文化されていても，それが周知されていなかったり，例外的な容認が日常的に行われたりする場合は選択できません。
   - 現状にそぐわないルールを見直す場合，その判断と決定を（根拠に基づいてスタッフに説明した上で）管理者が行っていれば選択できます。

4. 部署のルールを他職種に対しても徹底させる立場にある。
   - 自分が統括する部署のルールについては，指揮系統（ライン）の異なる他業種に対しても遵守させることができれば選択できます。ただし，これは部署のスタッフと他職種とが共同で業務を実践する場合で，行為の内容について責任が自らの部署にある場合に限ります。

5. 問題があれば看護提供方式・勤務形態等を柔軟に変更できる。
   - 管理者は問題解決のために，慣例や既存の方法にとらわれずに解決方法を柔軟に模索し，それを実行しなければなりません。この設問はこうした管理者の行動力について質問しています。
   - 現状の枠組みにとらわれ，表面的な対応に終始して，根本的な問題解決がはかられていない場合は選択できません。
   - 新たな看護提供方式の導入直後，勤務体制の変更をしたばか

りで改善点を模索中の場合，問題の発生が現場の特性のために回避できない場合など，現時点では直ちに解決することは期待できなくても，問題解決に向けての検討を続けていれば選択できます。

5 4 「部署の勤務表作成時の配慮」について，あてはまるものすべてに○をつけてください。

1. 休暇等を考慮して計画的に配置している。
2. 業務量を予測して作成している。
3. 急な欠員があっても対応できるようにしている。
4. 実践能力を考慮している。
5. 教育的配慮をしている。

■師長の人的資源管理能力がもっともわかりやすい形で現れる業務の1つが勤務表作成です。すべてのスタッフに対して公平であり，同時に危機管理体制や教育的な配慮も含めて，業務全体の効率を高められるように考慮されていなければなりません。

■ここでは，勤務表を作成するにあたって，どのような配慮をしているかに着目しています。

〈選択肢を選ぶポイント〉

1. 休暇等を考慮して計画的に配置している。
   - スタッフの休暇希望，研修の日程，組織内の行事，患者の治療予定等を考慮して計画的に配置していれば選択できます。
   - 逆にスタッフの休暇等を，勤務計画にあわせるように強いている，あるいは，そのような雰囲気がある場合には選択できません。

2. 業務量を予測して作成している。
   - スタッフの休暇等の希望を聞く場合に，業務量を予測して，無理がないように勤務表を作成していれば選択できます。
   - 実際の作成作業を看護管理者自身が行うことは，選択の条件ではありません。別の担当者との作業分担による作成でも，結果としてそのような内容になっていればかまいません。
   - 突発的な業務等への対応までは問いませんが，それが頻繁に

ある場合は，事前に人員に余裕をもたせる等の対応を考慮する必要があります。

3. 急な欠員があっても対応できるようにしている。
   - 急な欠員があったときに，部署外から応援の人員が手当される等の対応策が仕組みとして整備されていれば選択できます。
   - 人員を増やすことなく，欠員によるマンパワーの不足を部署内の既存の人員で補う場合，その状況が長期にわたる場合には選択できません。

4. 実践能力を考慮している。
   - 勤務表作成時，部署全体の実践能力が勤務帯ごとに均等になるように考慮していれば選択できます。
   - 同じ業務でも，個々のスタッフの実践能力を考慮して，お互いに過度の負担とならないように配慮することが必要になります。

5. 教育的配慮をしている。
   - ここでいう教育的配慮とは，たとえば，難しいケースを受け持たせる，複雑な時間配分が必要な患者を組み合わせて受け持たせる，優れた実践能力をもつスタッフと意図的に勤務を組み合わせる等，個々のスタッフの状況を勘案しながら，現場のケア提供の中での学びを視野に入れて勤務表を作成することを指しています。
   - 教育的配慮が過ぎるあまり，ベテランへの負担が過度に増えるようでは選択できません。

5 5　「師長として実践している部門横断的活動」について，あてはまるものすべてに○をつけてください。
1. 部門の壁を越えた活動を行っている。
2. 部門横断的活動に参加している。
3. 活動が定期的に実施されている。
4. 活動の決定は部門の壁を越える権限をもっている。
5. 各部門が実質的に対等な立場を実現している。

■看護部門や部署の内部だけの能力を活用するのではなく，部署

間のつながりを視野に入れて部門横断的に活動することも組織運営を円滑にするためには大切です。この設問は，看護部門内，部署内での活動実践だけにとどまらず，部署外の人員をも活用するような実践を行っているか，さらには，そのためにどのような配慮をしているかに着目しています。

■「部門横断的」とは，看護部門を越えて，さまざまな職種による（お互いの長所をいかした）他部門との協働作業を意図しています。その中には，同じ看護部門である他部署との協働作業も含まれています。

〈選択肢を選ぶポイント〉

1. 部門の壁を越えた活動を行っている。
   - 指揮系統(ライン)も職種もまったく異なる他部門との連携によって，多面的に現象をとらえて実践にいかしていこうという意図をもった活動が行われていれば選択できます。
   - 他職種の部門との連携が難しい場合は，同じ看護部門との連携でもかまいません。たとえば，異なる部署の師長と共同で勉強会を開催している場合などでも選択できます。
   - 直接的な業務以外のことでも，視野を広げるなどの観点から意図的に行われている活動であれば選択できます。

2. 部門横断的活動に参加している。
   - 目的をもった組織的活動で，施設からも公的に認められ，職種の異なるメンバーで構成された活動を行っていれば選択できます。
   - 自分が企画立案したものでなくても選択できます。
   - 名簿などに名前があるだけで活動の実態がないという場合は選択できません。

3. 活動が定期的に実施されている。
   - 活動の機会が年に1回以上であれば，頻度に関係なく選択できます。
   - 継続することを意図しない，単発的な活動やイベントは含まれません。

4. 活動の決定は部門の壁を越える権限をもっている。
　・部門横断的活動で決定した内容が，看護部門だけでなく，それ以外の関連するあらゆる部門で採用され遵守されるという，強い権限をもっている場合に選択できます。
　・部門横断的活動での決定が，再びそれぞれの部門ごとの協議にかけられ，改めて承認されてからでなければ実施できない場合は選択できません。

5. 各部門が実質的に対等な立場を実現している。
　・どのような職種であっても自由に意見が言え，その意見や立場が尊重されていれば選択できます。
　・特定の職種の人が常時リーダー的役割を担っているような場合は選択できません。
　・対等な立場であると規定されていても，実質的に自由な発言がしにくい雰囲気がある場合は選択できません。

5-6 「師長の権限の委譲」について，あてはまるものすべてに○をつけてください。

1. 師長の責任と権限が明文化されている。
2. 師長の責任と権限をスタッフが理解している。
3. 業務効率化を意図して権限を委譲している。
4. 権限委譲の範囲が明確である。
5. 権限の委譲に教育的配慮をしている。

■権限の委譲は，看護管理者でなければできない仕事に専念するために必要なことです。また，部下にとっては責任を伴った立場を経験することによって，成長の機会ともなります。
■ここでは，権限の委譲を行う上で，どのような配慮がなされているかに着目しています。

〈選択肢を選ぶポイント〉

1. 師長の責任と権限が明文化されている。
　・師長が担う責任と権限について，院内規則や就業規則などによって公的に文書化されていれば，選択できます。
　・師長の責任と権限の範囲については，その文書の中で誰もが

わかるように，明確に記述されていなければ選択できません。

2. 師長の責任と権限をスタッフが理解している。
   - 単にスタッフが「知っている」というレベルではなく，日常的な業務に関して師長にはどこまでの責任と権限があるのかを理解して（その範囲が不明確な場合は独自で判断するのではなく確認しながら）行動している場合に選択できます。
   - スタッフが「実践することと，それに伴う責任をもつこと」と，その実践の結果に対して師長が「責任をもつこと」の違いを認識していなければなりません。

3. 業務効率化を意図して権限を委譲している。
   - 業務をより効率的に進めることを目的として，スタッフに権限を委譲していれば選択できます。
   - 師長がスタッフに任せられる仕事を抱え込まずに，師長にしかできない仕事に専念することを意識して，権限の委譲を行っている場合には選択できます。
   - 権限の委譲によってスタッフに過度な負担がかかり，結果的にモチベーションが下がってしまうようでは選択できません。お互いの業務を十分に認識して，無理のない委譲の範囲を相互に理解しておく必要があります。

4. 権限委譲の範囲が明確である。
   - そのスタッフが業務を行う上で支障がないように，委譲された権限の範囲を明らかにしていれば選択できます。
   - スタッフで対応することが困難な，能力の範囲を越える権限の委譲を行っていては選択できません。

5. 権限の委譲に教育的配慮をしている。
   - スタッフの能力を正しく理解し，権限の委譲に伴う業務を遂行するために必要な能力を具体的に把握して，事前に何をどこまで委譲するかを検討しておくことが必要になります。
   - 権限の委譲や教育的配慮という名目で業務を任せきりにしないように，適度な距離を保ちながら，業務の進捗状況や生じる課題を師長の側から確認することができていれば選択できます。

・進捗状況について報告を求める場を設定し，困っていることや悩んでいることについて相談に乗ったり，アドバイスをしたりするなど具体的な配慮をしていれば選択できます。

5 7 「師長が院外の知見を取り入れるために実践している項目」について，あてはまるものすべてに○をつけてください。
1. 定期的に異業種交流を行っている。
2. 他の先進的病院を視察したことがある。
3. 定期的に文献・雑誌に目を通している。
4. 組織外の同業者と議論する機会がある。
5. 部署外のスペシャリストを活用できる仕組みや手順を理解している。

■看護管理者は，管理者としての能力を高めるために，自身の視野を広め，自己の知識や技術を磨く努力が必要です。特に，組織外から積極的に知識や技術を吸収するために，アンテナを張っておくことが重要になります。
■この設問では，能力を高めるために，どのような工夫・努力をしているかに着目しています。

〈選択肢を選ぶポイント〉

1. 定期的に異業種交流を行っている。
   ・看護・医療以外の分野の人たちとの交流を，継続的に行っていれば選択できます。
   ・食事会などでも，落ち着いて対話をできる場が設定され，生産的な意見交換ができていれば選択できます。

2. 他の先進的病院を視察したことがある。
   ・他の施設から組織運営やマネジメントの実践例などについて，これを学ぶことを意図した活動として（単に見たいだけというのではなく）実施している場合には選択できます。
   ・視察は，定期的に行うことが望まれます。また，視察先の先進的技術などに関心のあるスタッフを募って同行させることも，教育的側面から望まれます。

3. 定期的に文献・雑誌に目を通している。
- 最新の情報や知見を得るため，定期的に文献・雑誌を目にする機会があれば選択できます。
- あなたの組織の傾向と取り組むべき課題を理解した上で，適宜必要な情報が掲載されている専門書，雑誌を講読することが望まれます。

4. 組織外の同業者と議論する機会がある。
- 医療に関する共通した課題を抱えている（看護師に限らない）立場の人々と，さまざまな議論ができる場をもつことが望まれます。明確なテーマをもち，意見交換から相互の実践の紹介，問題解決方法の提案など，多面的な視点から問題を考える機会が得られていれば選択できます。

5. 部署外のスペシャリストを活用できる仕組みや手順を理解している。
- 「部署外のスペシャリスト」には，リソースナースやリンクナースなど「部署を越えて活動する役割を担う看護師」だけでなく，組織外のスペシャリストも該当します。
- 実際にスペシャリストを活用するための具体的仕組みや，効果的な手順について，自ら情報を収集し，実際に活用できるレベルの理解をしていれば選択することができます。

5 8 「患者ニーズを取り入れる組織的な取り組み」について，あてはまるものすべてに〇をつけてください。

1. 患者ニーズを迅速に収集する仕組みがある。
2. 患者ニーズが組織内部に周知される仕組みがある。
3. 患者ニーズが分析されて実践に反映される仕組みがある。
4. 患者ニーズを踏まえて実践の質を検討する委員会がある。
5. 上記の委員会のメンバーに患者またはその家族が含まれている。

- ■「患者ニーズ」とは，患者から寄せられるさまざまな要望を指します。ただし，感情的な意見や無理難題は含みません。組織を理解した上での建設的な意見で，これを取り入れることによってサービスの質向上につながることが望まれます。
- ■患者の視点を，個別の医療者の実践に反映させるだけにとどま

らず，組織的に取り入れて活動することが患者にとって開かれた病院を作ることになります。

〈選択肢を選ぶポイント〉

1. **患者ニーズを迅速に収集する仕組みがある。**
   - 患者に個別にニーズを聞いているだけでは選択することはできません。それが，日常業務に取り込まれているかどうかが重要です。
   - 収集方法は問いません。たとえば，意見箱などのように患者が主体的に書いて提案する仕組みがある，業務手順やマニュアル，フローの中に患者ニーズを収集する仕組みがあるなど，組織の中にその仕組みが位置づけられていれば選択できます。
   - 「迅速」には，2つの側面があります。1つめは，患者が問題と感じたときに遅滞なく患者の意見を問題として取り上げる仕組みが整備されているという側面です。2つめは，患者から収集したデータが速やかに処理をするべきところに集まるような仕組みが整備されているという側面です。この両方が満たされている場合には選択することができます。

2. **患者ニーズが組織内部に周知される仕組みがある。**
   - 患者ニーズをもとに，サービスの質の具体的な改善につながる形で，組織の中に周知されていれば選択できます。
   - 周知そのものは，明確な連絡ルートが制度化されていて，かつ，文書（書式が決まっているほうが望ましい）によって情報をともに活用する仕組みがあれば選択できます。

3. **患者ニーズが分析されて実践に反映される仕組みがある。**
   - 患者ニーズを分析する部門が，分析結果を実践に反映できるような権限をもっていなければなりません。あらゆる部門に提案できるような実効性のある権限が与えられていることが前提です。
   - 検討された原因や改善方法が，サービスの質の改善につながる形で，マネジメントの中に反映されていれば選択できます。
   - 原因にまでさかのぼって患者ニーズの分析が行われ，それを

活用することでサービスの質が改善されるような構造が実現されているかが重要です。

4. 患者ニーズを踏まえて実践の質を検討する委員会がある。
   - 委員会レベルで患者ニーズを満たすという意識をもって検討し，実践を改善できる権限があれば選択できます。
   - 実質的に検討できる場であれば，委員会の名前はどのようなものでもかまいません。たとえば，「看護の質を検討する会」や「○○病院質向上委員会」などでも問題ありません。
   - 委員会は臨時ではなく，定期的に開催されている必要があります。
   - 医療サービスの提供者の視点だけでも，患者の一方的なニーズの実現だけでもなく，サービスの提供者と患者との相互作用の中で，主体的に実践の質の改善を目指していくことが議論されている場合に選択できます

5. 上記の委員会のメンバーに患者またはその家族が含まれている。
   - 元患者や近隣の住民など現在の患者がメンバーでなくても，選択できます。
   - 患者となる可能性のある人，患者となる可能性のある人の家族がメンバーであっても選択できます。

6 アウトカム

おもに〈アウトカム〉に関しておうかがいします。

マネジメントの質が高く，組織が効率的に運営されていれば，その結果は患者満足度に代表される〈アウトカム〉に現れてくるでしょう。しかし，〈アウトカム〉は組織のあらゆる実践，すなわち，意識的なものであれ，無意識的なものであれ，それらすべての結果として現れるものですから，看護管理者のマネジメントが，直接的に影響を及ぼすことが困難な場合もあります。

同時に〈アウトカム〉は組織のサービスについての実態を示す指標でもあり，サービスマネジメントの視点からは，看護管理者の立場でかかわっていくことで，この〈アウトカム〉を高めていく必要があります。これは，最終的には安全・安心のサービスを提供することにもつながりますから，今日の看護管理者の責務ともいえます。ここでは看護サービスの受け手である患者の視点を踏まえた〈アウトカム〉に対する意識の程度を判断するため，〈アウトカム〉に影響を与えつつ，具体的に実践されている取り組みについて質問していきます。

6 1 「医療以外の危機対応」について，あてはまるものすべてに○をつけてください。

1. 災害対策がある。
2. 院内暴力対策がある。
3. 不審者の侵入時対策がある。
4. 災害，院内暴力，不審者の侵入対策マニュアルが整備されている。
5. 定期的に訓練を行っており，結果を公表している。

- ここでは「医療以外の危機対応」として，最低限，その具体的対策を文書化して備えておく必要のあるものを列記しています。着目しているのは，危機発生時に想定される状況に対して組織として，十分な対策が講じられているかという点です。
- ここでいう「訓練」とは，対応マニュアルを用いて危機発生時の対応を想定した具体的な訓練が行われていることや，スタッフ全員に周知されていることまでを含んでいます。
- 対策がすぐに実践に移せるように，部署内で周知されていなけ

れば選択できません。
■これらの危機に対しては対策を立てるだけでなく，事前にロールプレイングなどの実践的演習を行っておくことが望まれます。

〈選択肢を選ぶポイント〉

1. 災害対策がある。
   ・地震や火災，台風，洪水など，災害の種類や規模を問わず，想定されるさまざまな状況への対策が講じられていれば選択できます。
   ・対策はすぐに実行できる具体的な内容でなければなりません。
   ・災害発生を想定した計画・整備だけでなく，備蓄用資材の購入や災害対策を考慮した施設の実際の整備（耐震補強や消火設備の保守・点検など）も具体的な対策に含まれます。

2. 院内暴力対策がある。
   ・「患者またはその家族」「医療従事者」「第三者」間で発生する可能性が否定できない，想定される暴力に対する全部または一部の対策があれば選択できます。

3. 不審者の侵入時対策がある。
   ・警備部門（あるいは近隣の警察署などの関係機関）と連携した対策が講じられていることが前提となります。
   ・面会者を含む外部からの来訪者に対しては，面会者バッジの着用・ID管理などのルールが規定され，不審者を発見するための具体策が講じられていることが前提になります。
   ・不審者を見かけた場合には声をかける，不審者が誰の目にも触れず簡単に侵入できる出入り口がない，などの日常的な予防策が含まれていなければ選択できません。
   ・不審な言動，危険物の持ち込みなど，不審者の危険度によって段階的な対応策が検討されていることが望まれますが，ある程度の具体的場面を想定した対応策が検討されていれば選択できます。

4. 災害，院内暴力，不審者の侵入対策マニュアルが整備されている。
   ・マニュアルに書かれている内容が「院内の安全対策に関する

重要事項」であると周知されていることが前提です。
- 安全対策に関する手順が文書などに示されて，マニュアルとして整備されていれば選択できます。
- マニュアルを見ただけで，誰もが適切に実践できるように内容が整備され，実際に活用されていれば選択できます。
- マニュアルは，最低でも部署ごとに文書化されたものが配布されていて，それが「どこにあるか知っている」，あるいは，組織内では「いつでもパソコン端末から閲覧することができる」など，簡単に活用できる環境が整っていれば選択できます。
- 現状にそぐわなくなった手順などをそのままにしておくのではなく，安全対策内容の見直しを視野に入れて，定期的に内容の更新を行っていれば選択できます。

5. 定期的に訓練を行っており，結果を公表している。
- 定期的であれば頻度は問いません。
- 施設の立地などから，想定される災害の規模や内容について具体的なシミュレーションを行い，段階的・具体的な対策に基づいて訓練を行っていれば選択できます。
- 訓練の結果は，訓練を企画した委員会の会議などの場で検討し，その結果について公表されることが望まれます。
- 訓練の結果を，口頭ではなく，文書化されたものとして公表していれば選択できます。

6-2 「部署内のインシデントレポートやアクシデントレポート，事故報告書等」について，あてはまるものすべてに○をつけてください。
1. 明確な報告・記載の基準がある。
2. 部署内にマネジメント担当者がいる。
3. 内容が共有されている。
4. 内容が分析されて実践に反映されている。
5. 内容がシステムの見直しに活用されている。

■インシデントレポートやアクシデントレポート，事故報告書等は，当事者の反省文ではなく，今後の防止につながるものでなければなりません。また，部署内で完結するのではなく，必要に応じて，組織全体の問題としてとらえ，システムの見直しの

ために活用すべきものです。
■ インシデントレポートやアクシデントレポートの内容は，マニュアルの修正や組織のルールの変更など，医療安全のシステムの見直しに寄与するものであることが必要です。この設問では，インシデント，アクシデントなど事故防止に関連するレポートについて，その内容と活用方法に着目しています。
■ 「インシデント」「アクシデント」の定義はさまざまですが，ここでは特に定義づけしません。あなたの施設の定義に則ってください。

〈選択肢を選ぶポイント〉

1. 明確な報告・記載の基準がある。
    ・記載すべき項目が一定のルールで整理されていて，その基準に基づいて作成された報告が，誰が見てもわかるように整っていれば選択できます。
    ・報告の基準が複雑で，記載に時間がかかりすぎるようであれば選択できません。

2. 部署内にマネジメント担当者がいる。
    ・マネジメント担当者は，たとえば，安全に対する強い権限を与えられていて，それがスタッフにも認められていることが前提となります。
    ・組織で公的に任命された担当者でなく，師長が部署内で決めた担当者であっても選択できます。
    ・十分に役割を果たすことができれば，担当者は当番制でもかまいません。
    ・担当者は活動成果をあげるためにも，リスクマネジメントに対する十分な知識を有することが望ましいですが，ここでは担当者の資格や知識内容は問いません。

3. 内容が共有されている。
    ・インシデントやアクシデントについてのレポートや報告書の内容が共有されていれば，どのような方法であっても選択できます。
    ・正しく共有されたことを確認するための場（たとえば，定期

的に勉強会等でディスカッションや意見交換が実施されるなど)が設けられていれば選択できます。

4. 内容が分析されて実践に反映されている。
   ・原因や発生理由，その対応などを分析し，今後の防止策として部署内で周知されていること，さらには，それが日常業務の実践の中に反映されていれば選択できます。

5. 内容がシステムの見直しに活用されている。
   ・1つの部署のインシデントでも，組織全体の課題として取り組む必要がある場合，組織の体制を含めて見直されるようになっていることが必要です。
   ・レポートが分析された結果，部署内だけでなく組織としてのシステムに問題がある場合には，組織内の委員会等に提出するなど，システムの見直しのために活用されていれば選択できます。

6 3 「褥瘡評価指標」について，あてはまるものすべてに○をつけてください。

1. 褥瘡評価指標がある。
2. 褥瘡に関するデータを収集・分析している。
3. 結果が実践に反映されている。
4. 専門技術を共有する機会がある。
5. 褥瘡ケアの専門家を活用している。

■「褥瘡評価指標」は看護ケアの評価ツールの1つとして，実践現場での活用が推進されています。この設問では患者の褥瘡評価についての取り組み状況に着目しています。

■「褥瘡評価指標」は患者の褥瘡の状態や発生リスクをアセスメントするにとどまるのではなく，そのリスクを分析し，実践にいかすことができることが重要です。

〈選択肢を選ぶポイント〉

1. 褥瘡評価指標がある。
   ・褥瘡の状態や発生リスクをアセスメントする指標であれば，

診療報酬の算定に使用する指標と異なる指標や，病院独自の指標であっても選択できます。
- 指標は一定以上の信頼性と妥当性を備えたものであることが必要です。

2. 褥瘡に関するデータを収集・分析している。
   - 褥瘡評価指標に沿った項目について，データを収集していれば選択できます。
   - 継続的にデータを収集していなければ選択できません。
   - 分析方法の種類は問いませんが，業務の改善に活用することを前提とした内容になっていなければ選択できません。

3. 結果が実践に反映されている。
   - 分析された結果が，患者の褥瘡リスクを軽減するための標準ケア計画の見直しや観察視点の更新など，具体的な予防対策の実践にいかされていれば選択できます。

4. 専門技術を共有する機会がある。
   - 患者の褥瘡のリスクを軽減するための専門技術を共有する場所や時間などを，意図的に設定していれば選択できます。
   - 個人的な取り組みだけでは選択できません。(少なくとも部署のレベルで)組織としての機会の提供が行われていれば選択できます。
   - 集合研修の形式をとらなくても，実践の中で指導する形式でかまいません。ただし，その場合，個人レベルの自主的な活動でなく，意図的に組織化された機会として設けられていることが必要です。

5. 褥瘡ケアの専門家を活用している。
   - 専門家の所属は部署内外，組織内外を問いません。
   - 専門家を活用するための具体的な仕組みがあり，実際に専門家を活用していれば選択できます。
   - 褥瘡ケアの専門家が，患者に直接的なケアを行っていなくてもスタッフへの指導・勉強会の開催などを行っていれば選択できます。
   - 診療報酬の加算で指定された専門家でなくても選択できます。

6 4 「転倒・転落アセスメントツール」について，あてはまるものすべてに○をつけてください。
1. リスクを客観的な情報に基づいて予測している。
2. 予測されたリスクの可能性を記録に残している。
3. 転倒・転落アセスメントツールがある。
4. データを収集・分析している。
5. 分析結果が実践に反映されている。

■転倒・転落の発生率は，看護実践のアウトカムの指標の1つとして有益です。転倒・転落のリスクをアセスメントするツールの実践での活用が推進されています。
■転倒・転落のリスクのアセスメントはそのツールの活用の前提として，客観的な情報に基づいた予測が必要です。また，予測した内容は，記録によって共有されていなければ，結果としてリスクを軽減することはできません。

〈選択肢を選ぶポイント〉

1. リスクを客観的な情報に基づいて予測している。
   ・患者の年齢，意識障害の有無，疾病，状況等や組織の転倒・転落に関するこれまでのデータ，研究結果などから，スタッフが日常的に転倒・転落のリスクを予測していることが望まれます。
   ・最新の情報に基づいた分析によって予測が行われていることが前提になります。

2. 予測されたリスクの可能性を記録に残している。
   ・リスクの可能性について口頭ではなく，文字として記録されていれば選択できます。
   ・その記録は，看護記録など日常的に誰もが閲覧している，もしくは閲覧できるものでなければ選択できません。

3. 転倒・転落アセスメントツールがある。
   ・転倒・転落に関するアセスメントツールであれば，病院独自の指標であっても選択できます。
   ・アセスメントツールは一定以上の信頼性と妥当性を備えたも

4. データを収集・分析している。
   ・転倒・転落アセスメントツールに沿った項目について，データを収集していれば選択できます。
   ・継続的にデータを収集していなければ選択できません。
   ・分析方法の種類は問いませんが，業務の改善に活用することを前提とした内容でなければ選択できません。

5. 分析結果が実践に反映されている。
   ・原因や発生理由，その対応など多角的に分析された結果が，転倒・転落のリスクを軽減するために，実践の中でいかされていれば選択できます。
   ・個人レベルでの工夫にとどまらず，部署内で周知され組織的に展開されていることが望まれます。

6 5 「感染管理」について，あてはまるものすべてに○をつけてください。

1. スタンダードプリコーションが実施されている。
2. 感染管理に関するデータを収集・分析している。
3. 分析結果が実践に反映されている。
4. 専門技術を共有する機会がある。
5. 施設内に感染管理の専門家がいる。

■感染管理に関するデータの内容は，診療報酬の算定に使用する指標と異なる指標や，病院独自のデータであっても選択できます。
■評価指標は一定以上の信頼性と妥当性を備えたものであることが必要です。

〈選択肢を選ぶポイント〉

1. スタンダードプリコーションが実施されている。
   ・スタンダードプリコーションとは，「すべての患者の血液，体液（汗を除く），分泌物，排泄物，粘膜，損傷した皮膚には感染の可能性がある」とみなして行う，患者や医療従事者に

よる感染の予防策(標準予防策)のことです。感染症の有無を問わず，すべての患者を対象に実施されます。
- スタンダードプリコーションとその必要性についてスタッフが理解し，日常的に実施されていれば選択できます。
- スタンダードプリコーションについての勉強会の開催やマニュアルが部署に置かれているなど，スタンダードプリコーションの統一的な周知がされていることが必要になります。

2. 感染管理に関するデータを収集・分析している。
- 部署で統一されている一定の基準に沿って，データを収集していれば選択できます。
- 継続的にデータを収集していなければ選択できません。
- 分析方法の種類は問いませんが，業務の改善に活用することを前提とした内容でなければ選択できません。

3. 分析結果が実践に反映されている。
- 分析された結果が，感染のリスクを軽減するために，実践にいかされていれば選択できます。
- リスクの軽減につながるような分析結果は，今後の〈計画〉に反映されることが望まれますが，何らかの形で実践にいかされていれば選択できます。
- 原因や発生理由，その対応など多角的に分析された結果が，今後の具体的な予防策として，また，感染のリスクを軽減するための業務改善の根拠として，部署内で周知されていなければ選択できません。

4. 専門技術を共有する機会がある。
- 感染のリスクを軽減するための専門技術を共有する場所や時間などを，意図的に設定していれば選択できます。
- 専門技術は，実際に有効な方法・技術であれば，専門性のレベルの高低は問いません。
- 個人的な取り組みだけでは選択できません。(少なくとも部署のレベルで)組織としての機会の提供が行われていれば選択できます。

5. 施設内に感染管理の専門家がいる。
   - 感染管理の専門家が部署外にいても選択できます。
   - 専門家を活用するための具体的な仕組みがあり，実際に専門家を活用していれば選択できます。
   - 感染管理の専門家が，スタッフへの指導・勉強会の開催などを行っていれば選択できます。
   - 診療報酬の加算で指定されている専門家でなくても選択できます。

66 「患者満足度」について，あてはまるものすべてに○をつけてください。
1. 患者満足度調査を行っている。
2. 患者満足度調査の結果が分析されている。
3. 患者満足度調査の分析結果が実践に反映されている。
4. 患者満足度調査の分析結果が公表されている。
5. 患者満足度調査の分析結果が組織やシステムの見直しに活用されている。

■患者満足度を看護サービスの実践の成果ととらえて，その調査や分析といった組織的な取り組み状況に着目しています。
■患者満足度は同じサービスの提供であっても，状況や患者の受け止め方によって，その意味がまったく異なります。調査・集計することも大切ですが，個別に具体的な分析が伴わなければ，サービスの質向上にはつながりません。

〈選択肢を選ぶポイント〉

1. 患者満足度調査を行っている。
   - 何らかのデータを患者から収集していれば，どのような調査方法であっても選択できます。
   - 患者満足度調査の方法や，その結果の分析・活用が組織のシステムの中に位置づけられていれば選択できます。
   - 調査は継続的に行われていなければ選択できません。
   - 「よい」「悪い」という主観的な評価を調査するだけでなく，具体的な課題の抽出につながることが必要です。

2. 患者満足度調査の結果が分析されている。
   - 具体的な事例を取り上げ，患者やサービス提供の状況を把握した上で，業務上の課題が明らかにされている必要があります。
   - 分析結果は，業務改善に活用することを前提とした内容になっていなければ選択できません。
   - 患者満足度を決定づける要因は，1つの部署に限定されないため，他部門との連携を前提とした共通の分析手法が必要です。

3. 患者満足度調査の分析結果が実践に反映されている。
   - 患者満足の改善に直接結びつかなくても，業務上の課題が明らかになり，改善の方向性が明確になっていれば選択できます。
   - 特定の部署だけではなく組織全体に反映されるために，本質的な課題にまでさかのぼった分析が前提となります。

4. 患者満足度調査の分析結果が公表されている。
   - 結果が公表されていれば選択できます。これは組織内部に限定するのではなく，組織の外部にも公表されていることが望まれます。
   - 単なる分析結果だけでなく，組織目標に照らし合わせて，どのような改善をしていくかまで公表されることが望まれます。

5. 患者満足度調査の分析結果が組織やシステムの見直しに活用されている。
   - 調査結果を，具体的に改善に活用できるよう集計・処理し，データとして蓄積していくことが前提となります。
   - 組織改革や業務改善の前提に，顧客満足を高めるというサービスマネジメントの考え方が求められます。
   - 患者満足を高めるためのサービスの改善が，組織やシステムのレベルにまでさかのぼって実施される場合は選択できます。

6 7 「職員満足度」について，あてはまるものすべてに○をつけてください。
1. 職員満足度調査を行っている。

2. 職員満足度調査の結果が分析されている。
3. 職員満足度調査の分析結果が職務環境の調整にいかされている。
4. 職員満足度調査の分析結果が公表されている。
5. 職員満足度調査の分析結果が職員の処遇改善の見直しに活用されている。

■ マネジメントによってサービスの質の向上をはかるためには，単に患者の満足度を測るだけでは十分ではありません。よい看護サービスを提供するためには，サービスを実践する看護師など，職員の満足度が高くなければなりません。サービスそのものの特性からも職員の主体的で継続的なかかわりが求められるからです。

■ 職員満足度が高ければ，病院へのロイヤルティ(忠誠度)も高まり，責任感も強まります。サービスの質が向上することによって，結果的に知識の蓄積が進み，教育にかかるコストも低くなります。

■「職員満足度調査」は，職場の状況を知るだけでなく，職員の満足度にも関心が払われているという安心感を与えます。結果的に，職員の組織コミットメントを高めることになります。

〈選択肢を選ぶポイント〉

1. 職員満足度調査を行っている。
 ・どのような調査方法であっても，職務満足に関するデータを職員から収集していれば選択できます。
 ・職員満足度調査の方法やその結果の分析・活用が，組織のシステムの中に位置づけられていれば選択できます。
 ・調査は継続的に行われていなければ選択できません。
 ・「よい」「悪い」という主観的な評価を調査するだけでなく，具体的な課題の抽出につながる調査であることが必要です。

2. 職員満足度調査の結果が分析されている。
 ・具体的な業務の中で，職員満足度に影響を与える要因を特定した上で，職務の課題が明らかにされている必要があります。
 ・分析結果は，職場環境の改善に活用することを前提とした内容になっていなければ選択できません。

- 職員満足度を決定づける要因は，業務内容だけに限定されない（処遇や福利厚生，他施設の状況や地域性なども含まれる）ため，組織全般に及ぶ視点から分析する必要があります。

3. 職員満足度調査の分析結果が職務環境の調整にいかされている。
   - 職員満足度の改善に直接結びつかなくても，職務環境の課題が明らかになり，改善の方向性が明確になっていれば選択できます。
   - 職務にかかわる組織全体の調整が必要なため，社会情勢を踏まえた本質的な分析が前提となります。

4. 職員満足度調査の分析結果が公表されている。
   - 結果が公表されていれば選択できます。これは組織内部に限定するのではなく，組織の外部にも公表されていることが望まれます。
   - 単なるデータの分析だけでなく，組織全体の理念に照らし合わせて，どのような改善をしていくかまで公表されることが望まれます。

5. 職員満足度調査の分析結果が職員の処遇改善の見直しに活用されている。
   - 調査・分析の結果が，具体的に処遇の見直しに活用できるように集計・処理し，データとして蓄積していくことが前提となります。
   - 組織改革や処遇改善の前提に，従業員満足を高めるという内部サービスのマネジメントの考え方が求められます。
   - 職員満足を高めるための内部サービスの改善が，組織改革にまでさかのぼって実施されることが望まれます。

6 8 「サービスマネジメント」について，あてはまるものすべてに○をつけてください。

1. 患者対応の担当者が部署内にいる。
2. 組織内にサービスについての情報が共有されている。
3. 組織内にサービスについて議論できる会議や委員会がある。
4. 地域の意見を経営改善にいかす仕組みをもっている。
5. サービス提供体制が戦略的に構築されている。

- ■「サービスマネジメント」には，自らの組織が，どのようなサービスを提供するべきかという戦略的な視点が欠かせません。ただし，そこで提供されるサービスは，一方的に医療従事者が行うものではなく，ケアの現場での実践を通じて患者との相互作用によって創造されるものです。
- ■看護のサービスマネジメントはシステムとしてとらえることができます。ケアを通じた患者との相互作用によってサービスを創造するフロントヤードと，この活動を支える教育や組織的な支援などのバックヤードが統合されたシステムです。したがって，総合的なマネジメントの視点をもたなければなりません。
- ■戦略的なサービスの提供を実施する上では，いかに自らの組織の強みを作っていくかが重要になります。すべてにおいて最高のサービスを提供することは不可能ですから，自らの置かれた環境を分析しながら，その環境に適合する戦略を描く必要があります。また，戦略を描く過程においては分析的な視点をもちつつ，積極的に患者や地域の多様な意見を取り入れることも大切です。
- ■この設問では，一般的なサービスマネジメントの取り組み状況に着目しています。

〈選択肢を選ぶポイント〉

1. 患者対応の担当者が部署内にいる。
    - ・受け持ちとは別に，部署にかかわるすべての患者やその家族らに対して窓口となる担当者がいる場合に選択できます。
    - ・その存在が患者に対して明示されていて，アクセスが容易でなければ選択できません。
    - ・患者サービスに関する特別なスキルや，特別な日常活動は必要ありません。

2. 組織内にサービスについての情報が共有されている。
    - ・文書，電子情報，いずれでもかまいませんが，誰でも閲覧可能であることが前提になります。
    - ・組織内でサービスの定義が明確になっていること，さらに，どのようなサービスを提供すべきか，何を改善すべきかなどが明確に示されている必要があります。

- ・定義が明確であれば，サービスの内容や難易度，頻度などは問いません。

3. 組織内にサービスについて議論できる会議や委員会がある。
   - ・サービスの向上を目的とした集まりであれば，名称は問いません。他の委員会や会議と併設でも，分掌事項として「サービス」やそれに類する名称が掲げられ，サービスについての議論が可能であれば選択できます。
   - ・一時的な会議は含まれません。
   - ・現場の意見が自由に述べられる場であり，現場の問題に経営幹部も関心をもって参加していることが望まれます。
   - ・サービス向上への取り組みは一定のコストを強いられる場合もありますので，その会議や委員会での決定事項が，他の委員会より高い優先順位を与えられている必要があります。

4. 地域の意見を経営改善にいかす仕組みをもっている。
   - ・意見を集める対象が，患者だけでなく地域住民に向けられている必要があります。
   - ・意見の集め方は，投書や電子メールなど，何でもかまいません。
   - ・集められた意見が経営改善にいかされるために，上位の会議の議題にあげられていれば選択できますが，下位の会議においての報告だけで終わっていては選択できません。
   - ・バラバラな意見を紹介するだけでは選択できません。それぞれの意見を集約して変化や相関をみるなど分析的な視点が前提になります。

5. サービス提供体制が戦略的に構築されている。
   - ・サービスに関するビジョンがなければ選択できません。
   - ・ビジョンに基づいた戦略や競争優位の確立が目的に含まれていること，サービスを提供する上での課題や効果を分析していることが前提になります。
   - ・既存の組織にサービスの提供を付加するのではなく，サービスを提供していく上で，効率的な組織体制を検討し，改革が実施されている場合に選択が可能となります。

あとがき

　『ナースのための管理指標 MaIN 2』を手にして，時間をぎりぎりと大きく巻きもどしてみました。私が新米の看護管理者だったらどうするかと想像してみました。私は看護大学を卒業して外科病棟のナースになりました。当時は看護主任という職位で病棟のマネジメントをしていました。私は，就職して2年目から主任として，病棟のマネジメントの責任を担うことになったのです。その年の4月1日，"自分の病棟"のナースステーションに立った私の足はこきざみにふるえていたことを今でも思い出します。

　そのとき，MaIN 2が手もとにあったら，私はむさぼるように"予習"したでしょう。まず，看護管理者として「マネジメントをする」ことの全体像を把握します。「サービスプロセスとしてのMaIN」に示されている6つの要素である計画，動機づけ，教育，コミュニケーション，組織，アウトカムを頭に入れて，これが「自分の仕事」であることを自覚します。そして，各要素の概念を理解することにします。

　まず，〈計画〉では，看護管理者はリーダーとして具体的なマネジメント計画を立て実践するという考えのもとに，組織の理念と看護部の目標，そして病棟の目標に一貫性をもたせ，目標を達成するにはどうするかを考えるということを確認します。〈動機づけ〉では，目標を達成するためには，スタッフのやる気をいかに引き出すかを考えなければならないということです。〈教育〉では，優れた人材を育成するためにサービスラーニングが重要であることをおさえます。〈コミュニケーション〉では，良好な人間関係がスタッフとの信頼を高め，患者満足に影響することを学びます。〈組織〉では，組織図と職務を公式に明示しなければならないことを確認します。〈アウトカム〉では，看護サービスの受け手である患者の視点を踏まえたアウトカム指標の重要性を学びます。

　これら6つの要素は互いに関連しているという認識も重要だと

思います。6つの要素をマネジメントの手がかりとして，看護管理者として「自分の仕事」をはっきりさせることができます。次に，どのようにすればよいのかは，各設問に答えることで明らかになります。ひとまずのできばえをレーダーチャートに"そっと"描いてみて，作戦を立てることができます。

　複雑性を増している現代のマネジメントの世界で，混沌の中で自分の役割を見失うことのないように，そしてさらなる，飛躍の方向性を示してくれる羅針盤として，MaIN 2が看護管理者として漕ぎ出そうとしている方，荒波に翻弄されて立ちすくんでいる方々に役に立つのではないかと思うのです。
　読者の成功を願っています。

　2010年6月

　　　　　　　　　　　　　　　　　　　　　　井　部　俊　子

ナースのための管理指標
(MaIN Ver. 2.1)

ナースのための管理指標（**MaIN**：<u>Ma</u>nagement <u>I</u>ndex for <u>N</u>urses）とは，看護マネジメントを実践する上で必要な評価の指標を看護管理者に提供するものです。「病院の規模によらない」「簡便に使える」「自己評価ができる」という3つの特徴をもつ自己評価指標で，マネジメント実践の指針となるものです。病棟や外来など，患者サービスに直接携わる部署を管轄し，部下をもつ看護管理者の方に使用していただくことを想定していますが，看護部長からこれから師長になろうという中堅看護師まで幅広く活用できるツールです。

　MaINを利用するにあたっては，以下の〈回答ガイド〉にしたがって，131ページ以降に用意されている設問に回答し，その結果を巻末のレーダーチャートに記入してください。これを分析することによって自らのマネジメント実践を評価できます。設問には現時点でのあなた自身が置かれている状況に即して，率直に回答してください。

　はじめてMaINを利用する場合，回答には30～60分程度かかります。何度か繰り返し実施して，問題や回答方法に慣れてくれば，もっと短い時間で回答することができるようになります。

　それでは，以下の回答ガイドを読んで，さっそく始めてみてください。

〈回答ガイド〉

- MaINは6つのカテゴリから構成されています。
- 1つのカテゴリにはそれぞれ8つの設問があります。
- 各設問には，5つの選択肢のうち「<u>あてはまるものすべてに○をつける</u>」または，「<u>あてはまる番号に○をつける</u>」のいずれかの方法で回答してください。
- 「<u>あてはまるものすべてに○をつける</u>」設問では，○をつけることができた数を右側の□の中に記載してください（例①）。
- 「<u>あてはまる番号に○をつける</u>」質問では，スケールの中の○をつけた番号を右側の□の中に記載してください（例②）。

例① **1 1** 「病院の理念」について，あてはまるものすべてに○をつけてください。
　　①　理念が明文化されている。
　　②　部署のスタッフ全員が知っている。
　　3.　部署のスタッフ全員が説明できる。
　　④　患者に公開されている。
　　5.　実際の行動が理念と合致しているかについて
　　　　意図的に確認する機会を設けている。　　　　　　　| 3 |

例② **2 1** 「年間有給休暇取得率（あなたの部署の看護師の平均値）」について，もっとも近い数値（小数点以下四捨五入）の番号に○をつけてください。

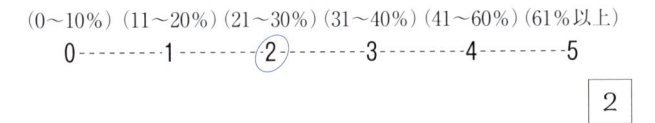

(0～10%) (11～20%) (21～30%) (31～40%) (41～60%) (61%以上)
0 -------- 1 -------- ② -------- 3 -------- 4 -------- 5

| 2 |

・各設問は5点満点です。
・カテゴリごとに合計点を集計し，[　　　]に記入してください。
・各カテゴリは40点満点です。

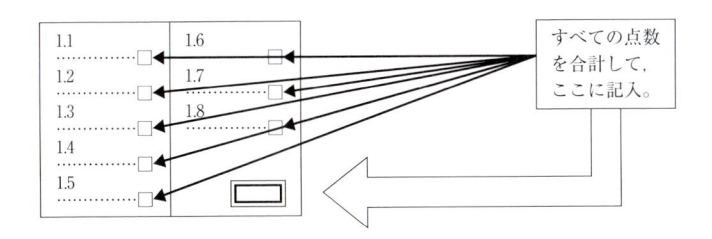

（図：1.1〜1.8の各項目の点数を合計して記入する様式。右側に「すべての点数を合計して，ここに記入。」の注記）

・すべてのカテゴリに回答し終わったら，各カテゴリの[　　　]の中の点数を，巻末のレーダーチャートに記入してください。これによってあなたの看護マネジメント実践の特徴を知ることができます。

1 計画
(30)

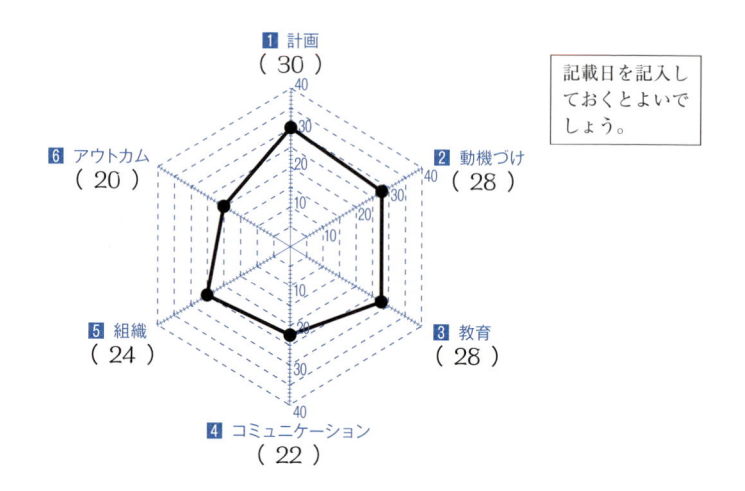

2 動機づけ
(28)

3 教育
(28)

4 コミュニケーション
(22)

5 組織
(24)

6 アウトカム
(20)

記載日を記入しておくとよいでしょう。

・レーダーチャートの記入用紙には，**MaIN** に回答した日付，チャレンジした回数とともに，MEMO 欄を用意しました．記入時の自分や部署の状況，解決すべきと感じた問題点や，これからの目標などを自由に記載してください．次に **MaIN** に回答した際に，より詳細に自己評価を行うことができるはずです．

1 計 画

おもに〈計画〉に関しておうかがいします。

1 1 「病院の理念」について,あてはまるものすべてに○をつけてください。
1. 理念が明文化されている。
2. 部署のスタッフ全員が知っている。
3. 部署のスタッフ全員が説明できる。
4. 患者に公開されている。
5. 実際の行動が理念と合致しているかについて意図的に確認する機会を設けている。

1 2 「部署の目標」について,あてはまるものすべてに○をつけてください。
1. 目標が明文化されている。
2. スタッフ全員が目標について理解している。
3. スタッフ全員が目標の意図について説明できる。
4. 看護部の目標が具体化されている。
5. 実際の行動が目標と合致しているかについて意図的に確認する機会を設けている。

1 3 「部署の目標を決めるまでの方法」について,あてはまるものすべてに○をつけてください。
1. 実行ができ達成が可能である内容を部署の目標として考えている。
2. 看護スタッフの意見を取り入れている。
3. 合議制で行っている。
4. 患者の要望・期待を考慮している。
5. 部署でともに働いている他職種の意見を取り入れている。

14 「部署の目標を達成するための計画」について，あてはまるものすべてに○をつけてください。
1. 目標が個人の行動に反映されている。
2. 達成期限が明示されている。
3. 評価を前提とした具体的計画である。
4. 評価に基づいた見直しがある。
5. 進捗状況を部署外に公表している。

15 「計画の実践状況の把握」について，あてはまるものすべてに○をつけてください。
1. 責任の所在が明らかになっている。
2. 定期的に報告を求めている。
3. 定期的にスタッフミーティングを実施している。
4. ミーティングに他職種を参加させている。
5. 組織横断的なチームで問題解決にあたっている。

16 「計画実践の評価」について，あてはまるものすべてに○をつけてください。
1. 具体的数値で客観的に評価している。
2. 質の評価を行っている。
3. コストの評価を行っている。
4. 時間管理を行っている。
5. 評価内容を公表している。

17 「次期計画への反映」について，あてはまるものすべてに○をつけてください。
1. 達成項目と未達成項目が明確になっている。
2. 未達成項目の原因が明らかになっている。
3. 次の課題が明確になっている。
4. 問題意識が共有されている。
5. 計画に連続性がある。

18 「患者の意見」について,あてはまるものすべてに○をつけてください。
1. 部署の目標に関連する情報を患者から集めている。
2. 部署の目標の作成に患者の意見を取り入れている。
3. 部署の目標を達成するための計画に患者の意見を取り入れている。
4. 計画実践の評価に患者の意見を取り入れている。
5. 次期計画に患者の意見を取り入れている。

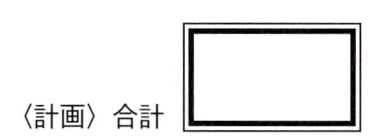

〈計画〉合計

2 動機づけ

おもに〈動機づけ〉に関しておうかがいします。

2 1 「年間有給休暇取得率（あなたの部署の看護師の平均値）」について，もっとも近い数値（小数点以下四捨五入）を選び番号に○をつけてください。

(0～10%) (11～20%) (21～30%) (31～40%) (41～60%) (61% 以上)
0 --------- 1 --------- 2 --------- 3 --------- 4 --------- 5

2 2 「あなたの部署のスタッフの給与」について，あてはまるものすべてに○をつけてください。
1. 部署スタッフの給与額をおおむね把握している。
2. 部署スタッフの給与額は実際の仕事量に見合っている。
3. 他施設と比較して給与額がどの程度のレベルかおおむね把握している。
4. 部署スタッフの給与に対する満足度を把握している。
5. 部署スタッフの業績や貢献度が給与に反映されている。

2 3 「専門性への支援」について，あてはまるものすべてに○をつけてください。
1. 勤務シフトの優遇措置がある。
2. 資格取得などに関する情報提供をしている。
3. 資格取得を奨励している。
4. 専門性をいかす機会を与えている。
5. 専門性が報酬に反映される仕組みとなっている。

2 4 「スタッフの能力をいかすこと」について，あてはまるものすべてに〇をつけてください。
1. 部署内のスタッフの実践能力の得意・不得意な項目をおおむね把握している。
2. 実践能力を発揮するための機会を与えている。
3. 実践能力の評価に客観的な指標を組み入れている。
4. 実践能力を多面的な視点から公平に評価している。
5. 実践能力の評価が給与以外（昇進，表彰など）の報酬に反映されている。

2 5 「個人の目標の設定と評価」について，あてはまるものすべてに〇をつけてください。
1. 個人の目標を設定している。
2. 中間面接を実施している。
3. 目標達成度を評価している（含，人事考課）。
4. 目標を組織的にサポートしている。
5. 目標を段階的に設定している。

2 6 「コミットメントと承認」について，あてはまるものすべてに〇をつけてください。
1. スタッフが組織の歴史，社会的役割，設立趣意などを理解している。
2. スタッフが組織の理念の価値を認め，これに共感している。
3. スタッフの長所に注目をしている。
4. スタッフの長所をわかりやすく本人に伝えている。
5. スタッフの成果や成功体験を他のスタッフに伝達する機会を設けている。

2 7 「メンタルヘルス対策」について，あてはまるものすべてに〇をつけてください。
1. スタッフの表情や活気に気を配っている。
2. スタッフの健康状態を把握している。
3. スタッフの業務の負担を軽減するために勤務調整をしている。
4. 組織内にメンタルヘルスを担当する部署がある。
5. 組織外の専門機関を活用している。

2 8 「患者との関係性」について，あてはまるものすべてに○をつけてください。

1. 患者との面談時や勤務の始まりのときには名前を名乗ることをスタッフに奨励している。
2. 患者・家族からの苦情だけでなく，感謝の言葉を集める仕組みがある。
3. 患者だけでなく，患者の家族からの言葉を集める仕組みがある。
4. 患者満足度の高いスタッフの実践を別のスタッフに紹介している。
5. 患者満足度の高いスタッフの実践知を蓄積している。

〈動機づけ〉合計

3　教　育

おもに〈教育〉に関しておうかがいします。

3 1　「学会・研究会への参加(発表以外)へのサポート」について，あてはまるものすべてに○をつけてください。
1. 経済的支援の制度がある。
2. 勤務調整が可能である。
3. 知見を院内や部署内で発表する機会がある。
4. 知見を実践に活用する機会がある。
5. 知見を実践に活用できるよう支援している。

3 2　「院外教育・研修へのサポート」について，あてはまるものすべてに○をつけてください。
1. 経済的支援の制度がある。
2. 勤務調整が可能である。
3. 知見を院内や部署内で発表する機会がある。
4. 知見を実践に活用する機会がある。
5. 知見を実践に活用できるよう支援している。

3 3　「部署スタッフの研修・学会・研究会等への参加割合」に関して，部署で過去1年間に院内外の研修(参加が義務づけられているものは除く)・学会・研究会等へ参加した**延人数の全スタッフ数に対する割合**について，もっとも近い数値(小数点以下四捨五入)の番号に○をつけてください。

（0〜15％）（16〜30％）（31〜45％）（46〜60％）（61〜75％）（76％以上）
0 --------- 1 --------- 2 --------- 3 --------- 4 --------- 5

3 4 「組織内の委員会の委員を引き受けている部署スタッフの割合」について，もっとも近い数値（小数点以下四捨五入）の番号に○をつけてください。ただし計算式は以下としてください。
【委員を引き受けている看護職員の延人数】÷【（年度初めと年度末の平均）在籍部署内看護職員数】×100

(0～30%) (31～50%) (51～70%) (71～80%) (81～90%) (91%以上)
　　0----------1----------2----------3----------4----------5

3 5 「院内研修プログラム」について，あてはまるものすべてに○をつけてください。
1. スタッフの意見が反映されている。
2. 選択制である。
3. 新卒看護師教育プログラムがある。
4. 内容が定期的に更新されている。
5. 講師を含めて外部の人材活用をしている。

3 6 「部署でスタッフが自発的に行っている勉強会」について，あてはまるものすべてに○をつけてください。
1. 開催を奨励している。
2. 部署外や院外との交流がある。
3. 場所が確保されている。
4. 継続的・定期的に実施している。
5. 資料代等の支援がある。

3 7 「知識・スキルの共有(院内外)と活用」について，あてはまるものすべてに○をつけてください。
1. 専門書・専門誌を活用している。
2. 手順やマニュアルを活用している。
3. 新しい知識を獲得するプログラムがある。
4. 配属2年目以降でもケアの方法・手順に関する知識を共有するシステムがある。
5. ベテランの技など言葉で伝えにくい経験的な看護技術が共有・実践されている。

3 8 「サービスラーニング」について，あてはまるものすべてに○をつけてください。
1. ケア提供チームの人員構成に教育的な配慮がある。
2. 患者の受け持ちについて教育的な配慮をしている。
3. スタッフが自分の実践から学べるように，働きかけをしている。
4. 定期的に事例検討を行い，日常の業務にいかす努力をしている。
5. スタッフの指導の効果的な方法について最新の知識を得るための情報収集を行っている。

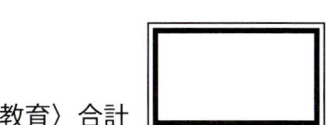

〈教育〉合計

4 コミュニケーション

おもに〈コミュニケーション〉に関しておうかがいします。

4-1 「スタッフから申し出のあった個人面接」について，あてはまるものすべてに○をつけてください。
1. 面接時間をあらかじめ告げている。
2. 面接場所の設定には気をつけている。
3. 両者の都合のよい時間を設定している。
4. 一方的に話し続けないようにしている。
5. 相互理解が得られている。

4-2 「部署内での看護職と他の職種との連携」について，あてはまるものすべてに○をつけてください。
1. 組織横断的なチームがある。
2. 他職種との問題解決の場がある。
3. 他職種と協働して問題解決を実践している。
4. 職種間の交流または合同の研修がある。
5. 部署を越えて活動する役割を担う看護師がいる。

4-3 「師長間の連携」について，あてはまるものすべてに○をつけてください。
1. 情報共有の場がある
2. 相互にサポートし合っている。
3. スタッフの人的交流をしている。
4. 部署間の連携が仕組みとして確立している。
5. 合同での勉強会・カンファレンスを実施している。

4 4 「部署内の対話の場(スタッフカンファレンスや病棟会など)」について，あてはまるものすべてに○をつけてください。
1. 定期的に開催されている。
2. 話し合いのために自由に使用できる場所がある。
3. 開催・参加を奨励している。
4. 結果が周知されている。
5. 実践にいかされている。

4 5 「対話の場(スタッフカンファレンスや病棟会など)の雰囲気」について，あてはまるものすべてに○をつけてください。
1. スタッフの意見が取り入れられる。
2. 討議しやすい場所に配慮している。
3. 問題意識を共有できる。
4. 立場よりも個々の意見の重要性が優先されている。
5. 参加が強制されていない。

4 6 「部署内での患者情報の共有・伝達」について，あてはまるものすべてに○をつけてください。
1. 各勤務間の患者情報の引継ぎ項目に一定の基準がある。
2. 電子カルテがある。
3. 電子カルテでは伝えきれない情報の共有手段をもっている。
4. 他職種との情報共有の方法がある。
5. 共有方法の見直しを定期的に実施している。

4 7 「患者の家族とのかかわり」について，あてはまるものすべてに○をつけてください。
1. コミュニケーションを促進するために，患者の家族について知る努力をしている。
2. 師長として，毎日，患者の家族と直接話をする機会を作っている。
3. 患者の家族の疑問に対して十分に説明している。
4. 患者の家族が医師とコンタクトがとれるように配慮している。
5. 患者の家族の相談に応じられる十分な時間をとっている。

4 8 「患者とのかかわりの支援」について，あてはまるものすべてに○をつけてください。

1. 患者とのコミュニケーションスキルの手本を示している。
2. 言語的だけでなく非言語的コミュニケーションの重要性を伝えている。
3. スタッフが患者の疑問に対して，十分な理解につながる説明を行う時間がとれるよう配慮している。
4. 実践的なコミュニケーションスキルを向上させるための学習の場を設けている。
5. 多様な価値観をもつ患者と円滑なコミュニケーションをもつための学習の場を設けている。

〈コミュニケーション〉合計

5 組　織

おもに〈組織〉に関しておうかがいします。

5 1 「看護部の組織図」について，あてはまるものすべてに○をつけてください。
1. 組織図がある。
2. 組織図がすぐ確認できる場所にある。
3. 組織図をスタッフ全員が理解している。
4. 組織図と指揮系統が一致している。
5. 組織図から各業務の責任者・責任範囲が読み取れる。

5 2 「病院の組織内倫理委員会」について，あてはまるものすべてに○をつけてください。
1. 組織内倫理委員会が存在するかどうかを知っている。
2. スタッフからの提案などが，倫理委員会に取り上げられている。
3. 師長が倫理的問題を提示するなど委員会を活用している。
4. 倫理委員会に患者やその家族が参加できる。
5. 倫理委員会の決定が臨床に反映されている。

5 3 「部署を円滑に運営するための取り組み」について，あてはまるものすべてに○をつけてください。
1. 看護要員の職務内容を意識的に振り分けている。
2. 部署の責任者として立場を明確にしている。
3. 見直しも含めて部署のルールを決定できる。
4. 部署のルールを他職種に対しても徹底させる立場にある。
5. 問題があれば看護提供方式・勤務形態等を柔軟に変更できる。

5 4 「部署の勤務表作成時の配慮」について，あてはまるものすべてに○をつけてください。
1. 休暇等を考慮して計画的に配置している。
2. 業務量を予測して作成している。
3. 急な欠員があっても対応できるようにしている。
4. 実践能力を考慮している。
5. 教育的配慮をしている。

5 5 「師長として実践している部門横断的活動」について，あてはまるものすべてに○をつけてください。
1. 部門の壁を越えた活動を行っている。
2. 部門横断的活動に参加している。
3. 活動が定期的に実施されている。
4. 活動の決定は部門の壁を越える権限をもっている。
5. 各部門が実質的に対等な立場を実現している。

5 6 「師長の権限の委譲」について，あてはまるものすべてに○をつけてください。
1. 師長の責任と権限が明文化されている。
2. 師長の責任と権限をスタッフが理解している。
3. 業務効率化を意図して権限を委譲している。
4. 権限委譲の範囲が明確である。
5. 権限の委譲に教育的配慮をしている。

5 7 「師長が院外の知見を取り入れるために実践している項目」について，あてはまるものすべてに○をつけてください。
1. 定期的に異業種交流を行っている。
2. 他の先進的病院を視察したことがある。
3. 定期的に文献・雑誌に目を通している。
4. 組織外の同業者と議論する機会がある。
5. 部署外のスペシャリストを活用できる仕組みや手順を理解している。

5 8 「患者ニーズを取り入れる組織的な取り組み」について，あてはまるものすべてに○をつけてください。
1. 患者ニーズを迅速に収集する仕組みがある。
2. 患者ニーズが組織内部に周知される仕組みがある。
3. 患者ニーズが分析されて実践に反映される仕組みがある。
4. 患者ニーズを踏まえて実践の質を検討する委員会がある。
5. 上記の委員会のメンバーに患者またはその家族が含まれている。

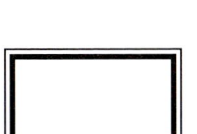

〈組織〉合計

6 アウトカム

おもに〈アウトカム〉に関しておうかがいします。

6 1 「医療以外の危機対応」について,あてはまるものすべてに○をつけてください。
1. 災害対策がある。
2. 院内暴力対策がある。
3. 不審者の侵入時対策がある。
4. 災害,院内暴力,不審者の侵入対策マニュアルが整備されている。
5. 定期的に訓練を行っており,結果を公表している。

6 2 「部署内のインシデントレポートやアクシデントレポート,事故報告書等」について,あてはまるものすべてに○をつけてください。
1. 明確な報告・記載の基準がある。
2. 部署内にマネジメント担当者がいる。
3. 内容が共有されている。
4. 内容が分析されて実践に反映されている。
5. 内容がシステムの見直しに活用されている。

6 3 「褥瘡評価指標」について,あてはまるものすべてに○をつけてください。
1. 褥瘡評価指標がある。
2. 褥瘡に関するデータを収集・分析している。
3. 結果が実践に反映されている。
4. 専門技術を共有する機会がある。
5. 褥瘡ケアの専門家を活用している。

6 4 「転倒・転落アセスメントツール」について，あてはまるものすべてに○をつけてください。
1. リスクを客観的な情報に基づいて予測している。
2. 予測されたリスクの可能性を記録に残している。
3. 転倒・転落アセスメントツールがある。
4. データを収集・分析している。
5. 分析結果が実践に反映されている。

6 5 「感染管理」について，あてはまるものすべてに○をつけてください。
1. スタンダードプリコーションが実施されている。
2. 感染管理に関するデータを収集・分析している。
3. 分析結果が実践に反映されている。
4. 専門技術を共有する機会がある。
5. 施設内に感染管理の専門家がいる。

6 6 「患者満足度」について，あてはまるものすべてに○をつけてください。
1. 患者満足度調査を行っている。
2. 患者満足度調査の結果が分析されている。
3. 患者満足度調査の分析結果が実践に反映されている。
4. 患者満足度調査の分析結果が公表されている。
5. 患者満足度調査の分析結果が組織やシステムの見直しに活用されている。

6 7 「職員満足度」について，あてはまるものすべてに○をつけてください。
1. 職員満足度調査を行っている。
2. 職員満足度調査の結果が分析されている。
3. 職員満足度調査の分析結果が職務環境の調整にいかされている。
4. 職員満足度調査の分析結果が公表されている。
5. 職員満足度調査の分析結果が職員の処遇改善の見直しに活用されている。

6 8 「サービスマネジメント」について，あてはまるものすべてに○をつけてください。

1. 患者対応の担当者が部署内にいる。
2. 組織内にサービスについての情報が共有されている。
3. 組織内にサービスについて議論できる会議や委員会がある。
4. 地域の意見を経営改善にいかす仕組みをもっている。
5. サービス提供体制が戦略的に構築されている。

〈アウトカム〉合計

MaIN 回答用紙

回答日　　年　　月　　日
チャレンジ回数　　　　回目

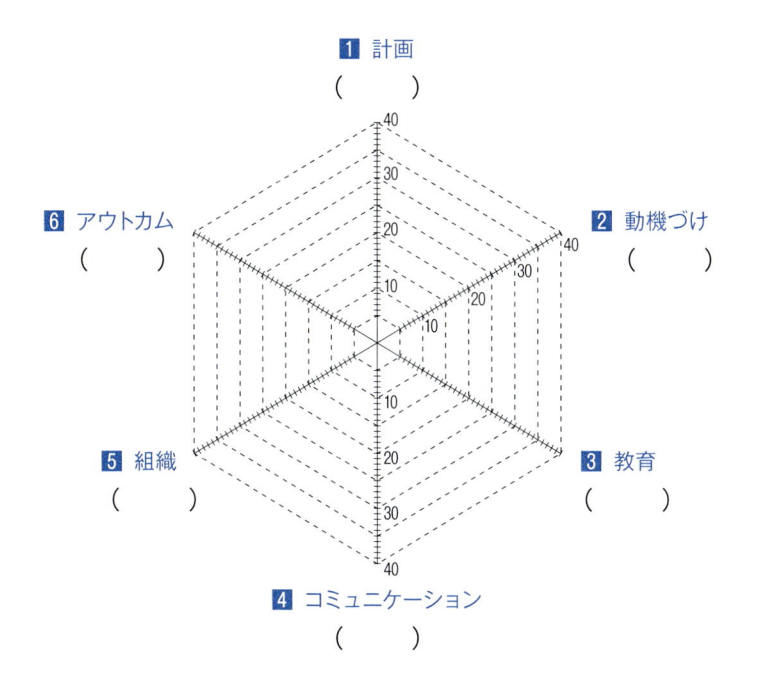

- **1 計画** (　　)
- **2 動機づけ** (　　)
- **3 教育** (　　)
- **4 コミュニケーション** (　　)
- **5 組織** (　　)
- **6 アウトカム** (　　)

MEMO

MaIN 回答用紙

回答日　　年　　月　　日
チャレンジ回数　　　　回目

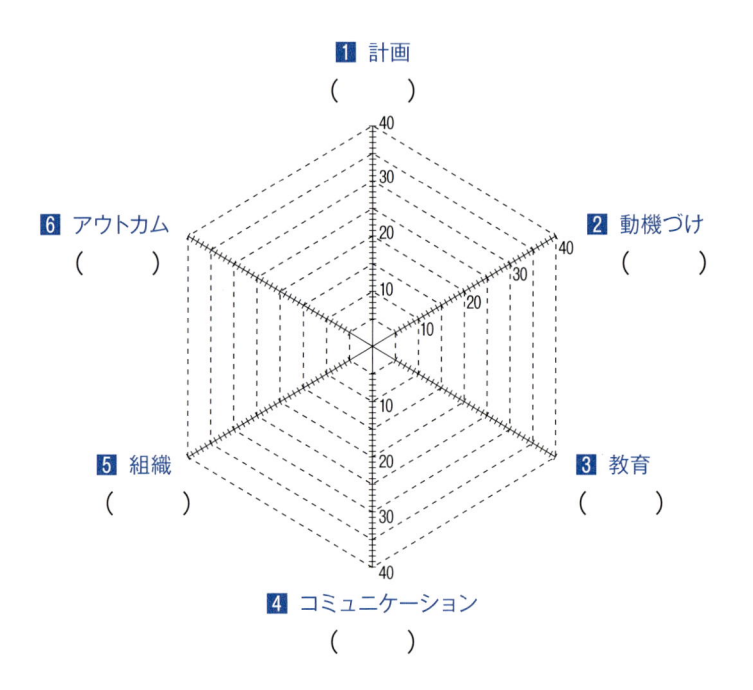

　　　　　　　　　1 計画
　　　　　　　　　(　　　)

6 アウトカム　　　　　　　　　2 動機づけ
(　　　)　　　　　　　　　　　(　　　)

5 組織　　　　　　　　　　　　3 教育
(　　　)　　　　　　　　　　　(　　　)

　　　　　　　4 コミュニケーション
　　　　　　　　　(　　　)

MEMO
_____
_____
_____
_____
_____
_____
_____
_____
_____
_____

MEMO

MEMO